国医养生堂

一用就灵

特效穴位按摩祛百病

孙呈祥◎编著

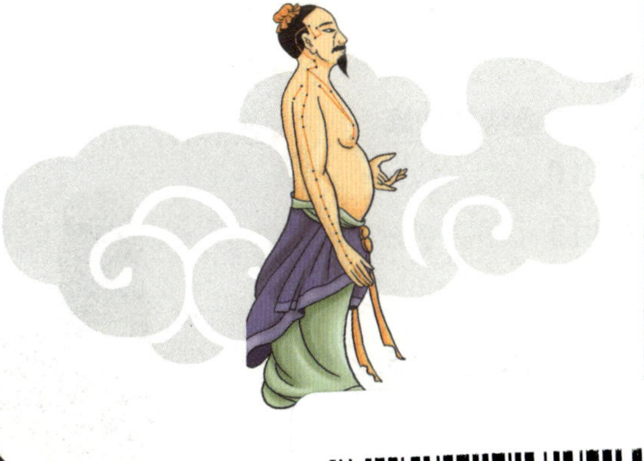

U0894213

山西出版传媒集团
山西科学技术出版社

一用就灵

特效穴位按摩祛百病

目录

contents

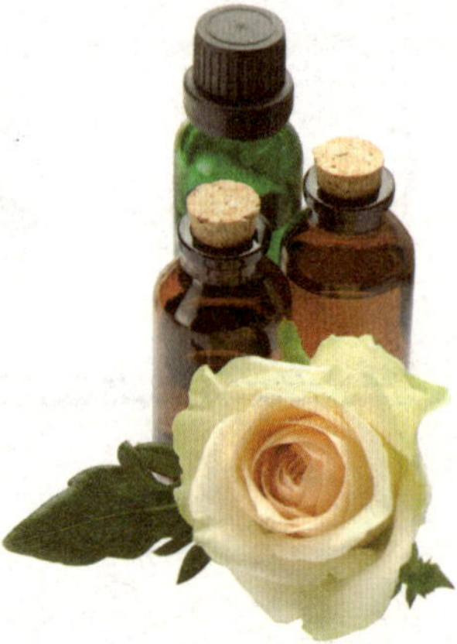

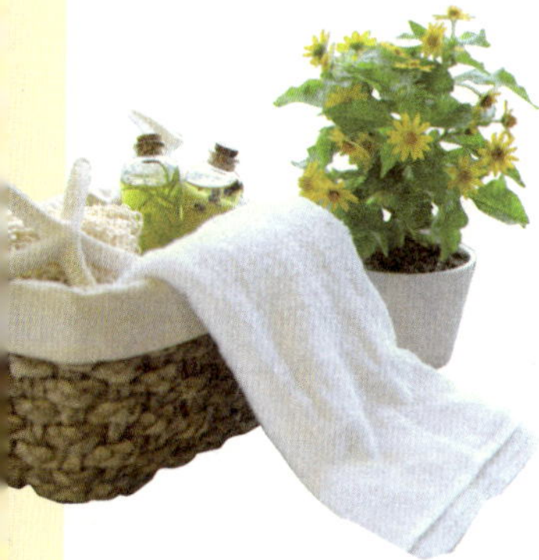

特别提示：在使用书中介绍的方法之前，必须到医院进行诊断，并在医生指导下使用。

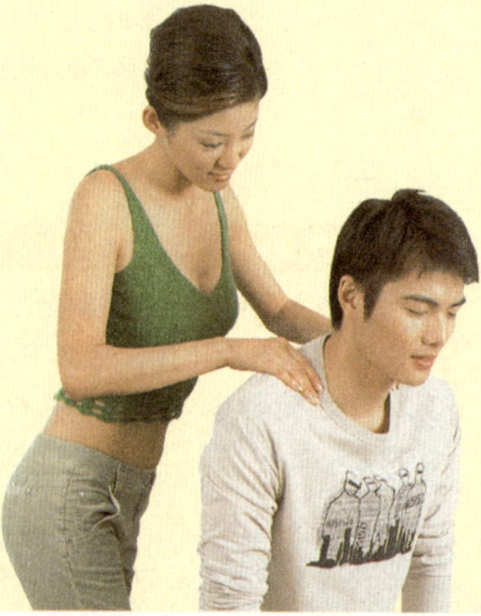

Part 01

做好穴位按摩的必修课

经络将人体内部的各个脏腑器官联系成一个有机整体，保证全身的气血充盈，抗御病邪和保护机体，成为我们完善健康、对抗疾病的有力武器。本书针对不同病症选取了最有效的穴位，用最直观、最简单的手法教你在短时间内快速掌握按摩的技巧。

按摩的时间怎么掌握

一般按摩时间需要30～40分钟，具体情况具体安排。

- 合谷、足三里、关元、三阴交等养生穴可时常按摩。
- 沐浴或足浴后按摩有利于体内循环，按摩效果最好。
- 睡前按摩消除疲劳，利于入睡。
- 清晨按摩消除睡眠带来的水肿，提高化妆品的附着性。
- 时间分配依部位而定，重点部位时间长些，次要或辅助部位短些。
- 时间长短依按摩者的功力和被按摩者的体质而定，功力好的可做久一些；身体虚弱的时间应短一些。
- 无须每天按摩，一般1周2～3次。急性病以治愈为度，可能1次或数次；慢性病一般以10～15次为1疗程，疗程间休息数天至1周。

按摩不可不知的用力窍门

按摩需要用力，但用的是巧力，重得舒适，轻得实在，即中医推拿讲的“重而不滞，轻而不浮”。施力和放松力道的时间要一致，出力最大时需停3～4秒再放松力道，千万不要蜻蜓点水，这样效果会打折。

01 力道的作用部位

一般为病变引起的局部异常处、重要的穴道。

02 力道的轻重

- 内科病力道轻柔而持久。
- 伤科病力道重而短。
- 急性病（如胃痛）力道要重，只凝集在几个重要穴道，使功力直达病灶。
- 慢性病（如筋肉劳损）力道由轻到重，以点带面，使功力充分渗透体内。
- 实证、体质好者力道重。
- 虚证、体质弱者力道轻。
- 正常人、一般体质者力道适中。

03 力道的方向

一般指向病变所在，开始垂直用力，克服皮肤的阻碍，使功力进入深部后再转向病灶。

哪些情况下不宜按摩

对于一些特殊情况，按摩可能起不到治疗作用，反而会加重病情，以下情况需要特别注意：

- 患高热及各种传染病。
- 患严重心脏病和高血压。
- 患恶性肿瘤及结核。
- 严重醉酒及患精神病。
- 患外科急腹症。
- 女性月经期及患出血性疾病。
- 内伤或关节脱位没有得到复位时。
- 皮肤感染、破溃、留疤痕时。
- 女人怀孕期间，腰骶部和腹部穴位及肩井、合谷、三阴交、昆仑、至阴等一些活血通经的穴位不能按摩，以免流产。
- 过于紧张、饥饿或过饱时。

最常用的按摩手法

01 按法

此手法的主要作用：疏通经络、行气活血，消除局部病灶和疼痛，使血液循环和经脉运行通畅，调节全身代谢。如按腹部可以促进胃肠道运动，治疗腹部疼痛和其他症状。

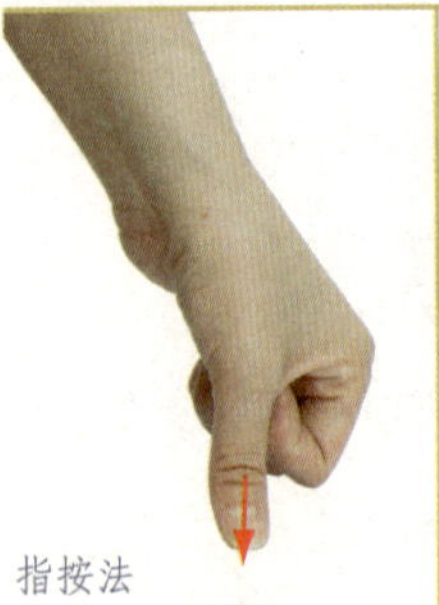
指按法

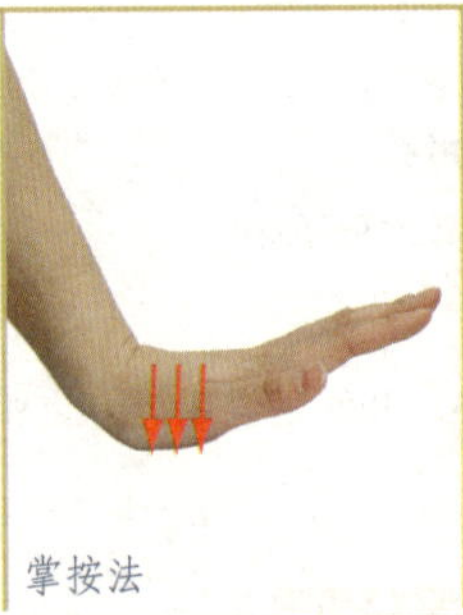
掌按法

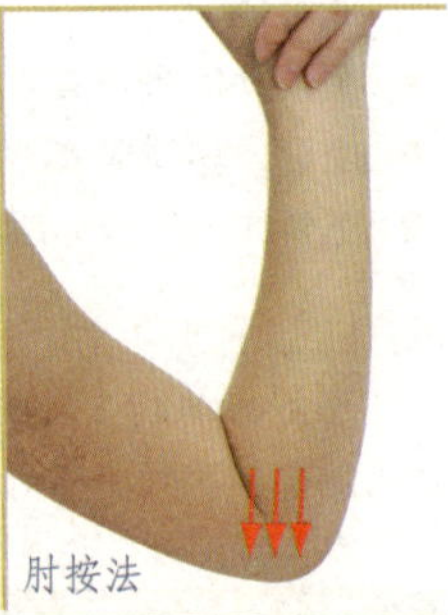
肘按法

使用部位	说明	适用部位
手指	用拇指指腹在穴位或局部做垂直向下的按压，片刻即可，常与揉法结合，组成按揉法。	全身各部位均可应用，尤以穴位处最为常用。
手掌	手指合并，利用掌根或手掌或小鱼际着力于体表病灶部位进行按压，也可以双手交叉重叠对定点穴位进行按压。	适合腰背部、胸腹、骶部、下肢部。
手肘	肘关节弯曲，利用肘端针对定点穴位施力按压。	适合肥胖者及人体肌肉丰厚的部位，如腰背、臀部、大腿的酸痛部位。

要领

1. 按压时逐渐用力。
2. 作用于背部时，随被按摩者的呼气向下按压，瞬间用力。

02 揉法

此手法的主要作用：揉散病邪会聚处的包块，促进气血运行。

使用部位	说明	适用部位
手指	以拇指或中指的指腹，在穴位或局部做回旋揉动，片刻即可，揉动的手指不能离开皮肤。	全身各部位均可应用，尤其适合局部酸痛部位，常用于头晕、偏头痛、腹痛、四肢疼痛等。
手掌	手指合并，利用掌根或双手交叉重叠的方式，针对痛点或穴位进行由轻而重的回旋揉动。	适合面积较大且平坦的酸痛部位，如腰背、胸腹等。

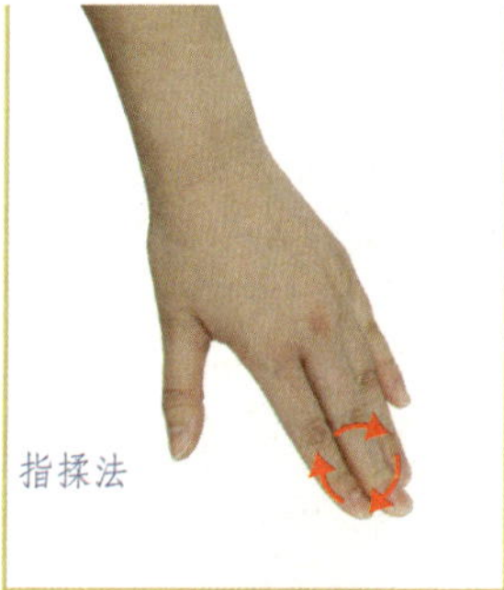

指揉法

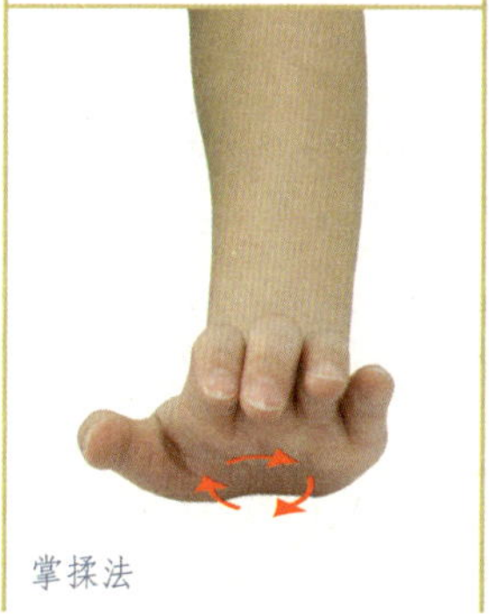

掌揉法

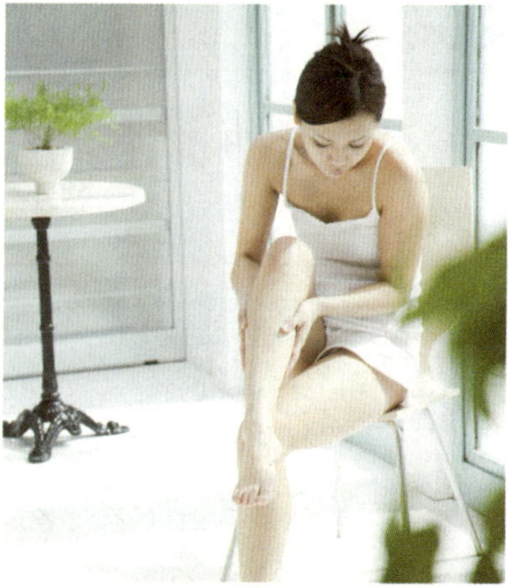

要领

1. 以肢体近端带动远端做小幅度的环旋揉动，如前臂带动腕、掌做掌揉法。
2. 着力部位要吸定穴位，带动深层组织。
3. 压力均匀，动作协调有节律。

03 捏拿法

此手法的主要作用：疏通经络、祛风散寒，治疗发热、肌肉酸痛等疾病。

使用部位	说明	适用部位
手指	用拇指和食指、中指，或拇指和其余四指对合成钳形，施以夹力，捏拿提起病灶部位，动作要有连贯性。	常用在颈部、肩部及四肢，可有效改善酸痛。

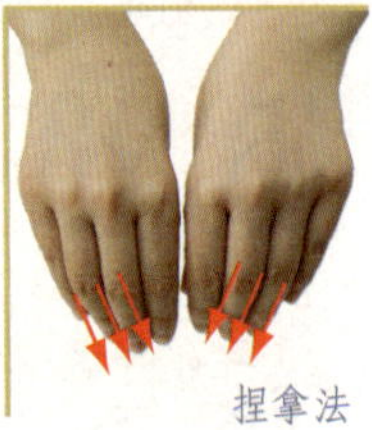
捏拿法

04 推法

此手法的主要作用：疏经活络，能旺盛气血、消除疲劳、滋润皮肤等。

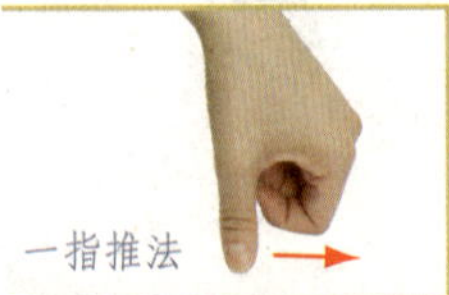
一指推法

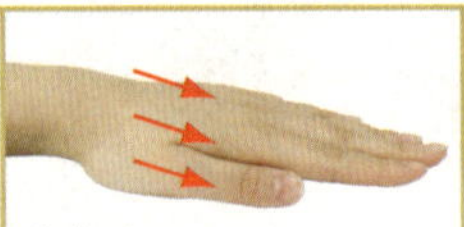
掌推法

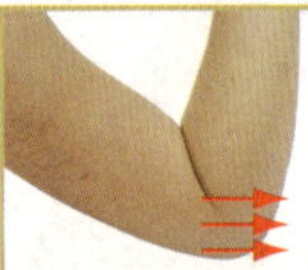
肘推法

使用部位	说明	适用部位
手指	以拇指指腹或侧面，在穴位或局部做直线缓慢推进。	适合肩背、腰臀、胸腹、四肢，如肩膀酸痛、四肢局部酸痛。
手掌	用掌根或手指着力于体表病灶部位，缓慢推动，也可用双手交叉重叠的方式推进。	适合面积较大的酸痛部位，如胸腹、肩背、腰臀、下肢。
手肘	肘关节弯曲，利用肘端缓慢施力推进。	适用于较肥胖者及人体肌肉丰厚的部位，如臀部和大腿。

要领

1. 着力部位紧贴皮肤，压力适中，做到轻而不浮，重而不滞。
2. 推时手指在前，掌根在后。速度均匀。

05 拍法

此手法的主要作用：舒经活络、调和气血、缓解肌肉痉挛以及消除疲乏等。

使用部位	说明	适用部位
五指	五指并拢且微屈，以前臂带动腕关节自由屈伸，指先落，腕后落；腕先抬，指后抬，虚掌拍打体表。	适用于全身各个部位，尤其是颈肩部、背部、腰骶部以及大腿部。

要领
1. 一定是虚掌拍打。
2. 腕关节自由摆动，肘关节自由屈伸。
3. 可双手配合。

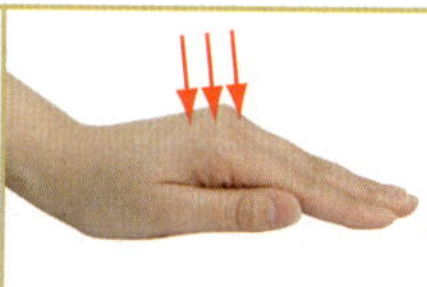

拍法

06 点法

此手法的主要作用：镇静止痛、疏通经络、解除痉挛以及调节脏腑机能。

使用部位	说明	适用部位
手指	以指端着力，持续按压穴位，也可瞬间用力。	适用于全身各个部位。

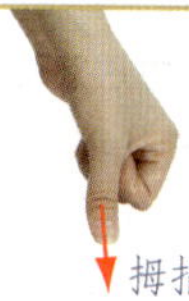

拇指点法

07 搓法

此手法的主要作用：舒筋活络、调和气血、疏肝理气、缓解肌肉痉挛等。

使用部位	说明	适用部位
双手	两手夹住肢体相对用力，做相反方向快速搓动，同时上下往返移动。	用于上肢部。

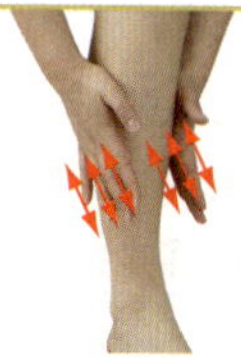

搓法

Part 02

常见病痛不适特效按摩

Massage 感冒

感冒又称“伤风”，一般是由病毒或细菌感染上呼吸道引起的，一年四季均可发病。主要症状是咽痒、鼻塞、流涕，可伴有咽喉肿痛、咳嗽、头痛、发热及四肢酸痛等全身症状。

按摩主穴

massage.01

按揉风池穴

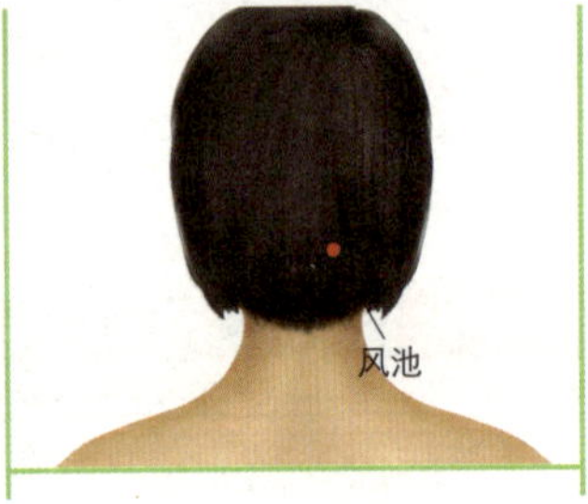

【位置】颈后发际的两边大筋外侧凹陷处。

【按摩方法】一手扶住前额，另一手用拇指和食指分别置于被按摩者的风池穴处，揉捏半分钟左右。

massage.02

掐揉太阳穴

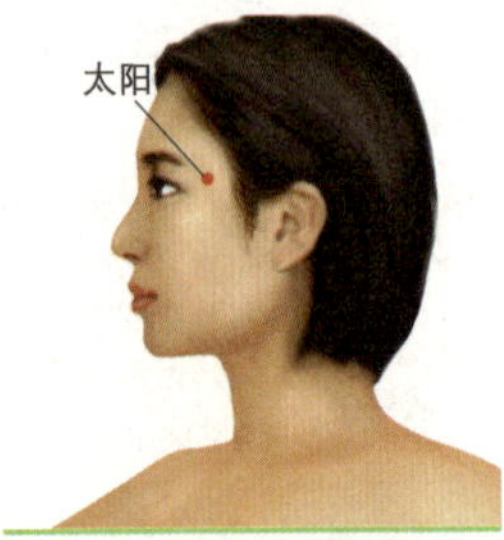

【位置】在眉梢与眼外角中间的后侧凹陷中。

【按摩方法】两手中指同时着力，顺时针方向揉按太阳穴约 2 分钟，然后逆时针方向揉按约 2 分钟，以局部有酸胀感为佳。

massage.03

掐揉合谷穴

【位置】手背拇指与食指根部交接处，肌肉最高点。

【按摩方法】拇指指腹掐揉被按摩者合谷穴30次，两手交替，至局部酸胀为佳。

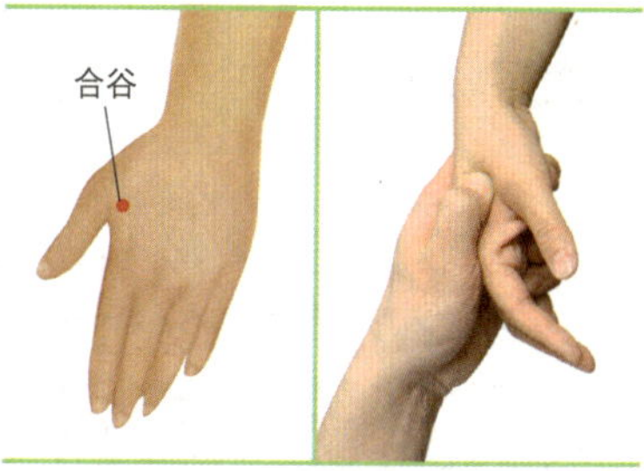

massage.04

按揉大椎穴

【位置】第7颈椎下缘，鼓起最明显的骨头下缘。

【按摩方法】取坐位，低头，按摩者用大拇指顺、逆时针各按揉大椎穴约2分钟。

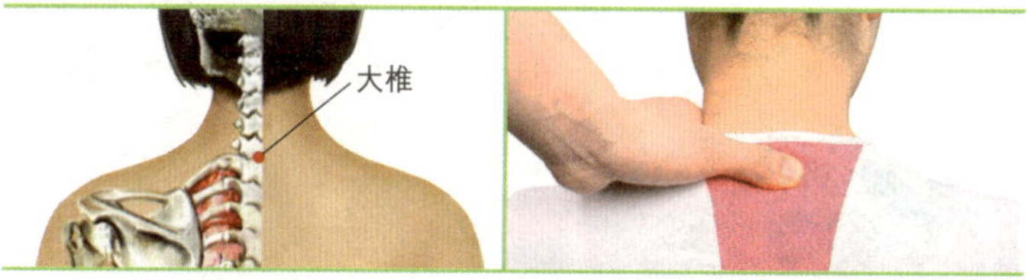

massage.05

按揉肺俞穴

【位置】在上背部、肩胛骨内侧，第3胸椎棘突下旁开2横指。

【按摩方法】被按摩者取坐位或俯卧位，按摩者双手拇指顺、逆时针各按揉肺俞穴约2分钟。

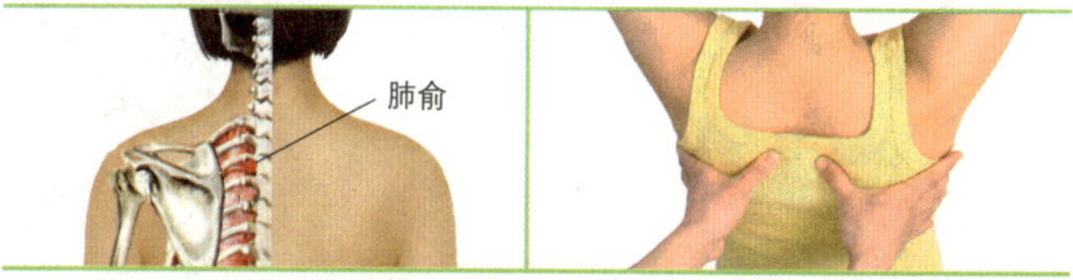

Massage

咳嗽

咳嗽是由于呼吸道受到各种病原体感染、有害物的刺激而引起的气管、支气管黏膜的炎症。主要症状表现为早晨起床时咳嗽，有时可咳出痰液，大大扰乱了正常的家庭生活。

按摩主穴

massage.01

指推膻中穴

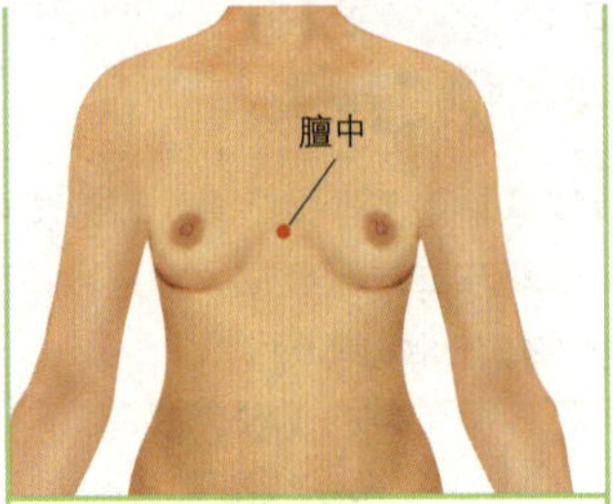

【位置】在胸部正中线上，两乳头连线与胸骨中线的交点。

【按摩方法】用拇指自下而上推膻中穴约 2 分钟，以胀麻感向胸部发散为佳。

massage.02

点按天突穴

【位置】颈部前正中线上，胸骨上窝凹陷的中央。

【按摩方法】被按摩者仰头，按摩者用中指点按天突穴约 2 分钟，力度以不影响呼吸为宜。

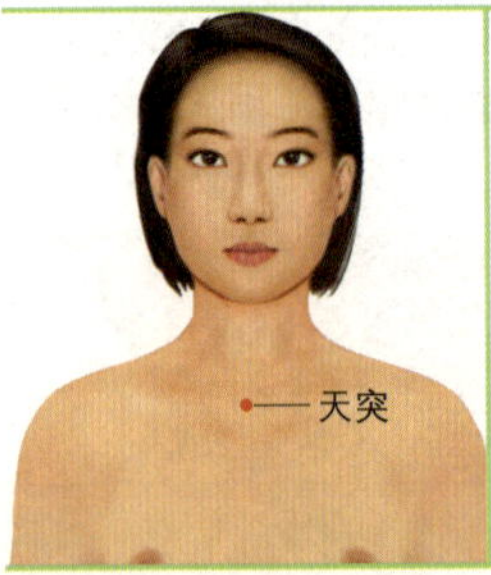

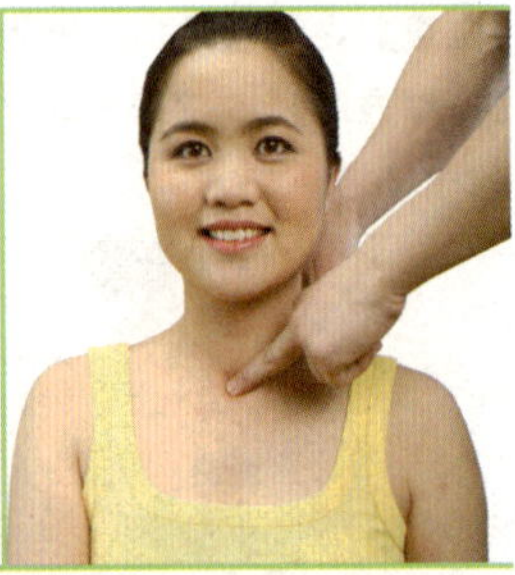

massage.03

按揉中府穴

【位置】胸前臂外上方骨突下第一肋骨下缘的凹陷中央。

【按摩方法】被按摩者仰卧或坐位，按摩者用拇指轻轻按揉中府穴半分钟，然后顺时针方向按揉 2 分钟，以局部酸胀感向肺部发散为佳。

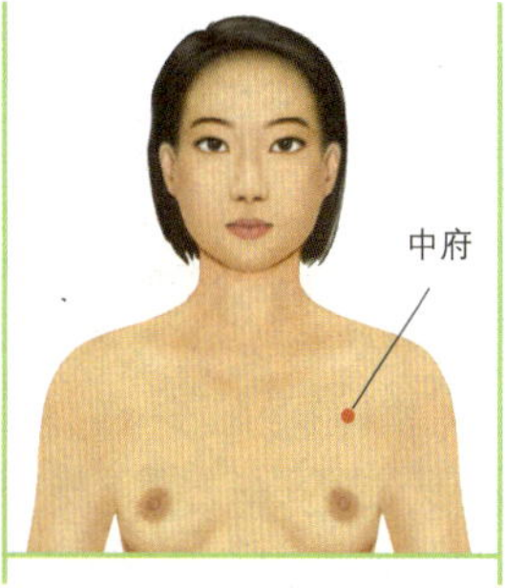

massage.04

揉掐列缺穴

【位置】两手虎口交叉，一手食指按在另一手腕关节上，食指尖下凹陷处。

【按摩方法】按摩者一手托住被按摩者前臂，用另一手拇指轻揉列缺穴半分钟，然后用拇指和食指掐按 1 分钟。

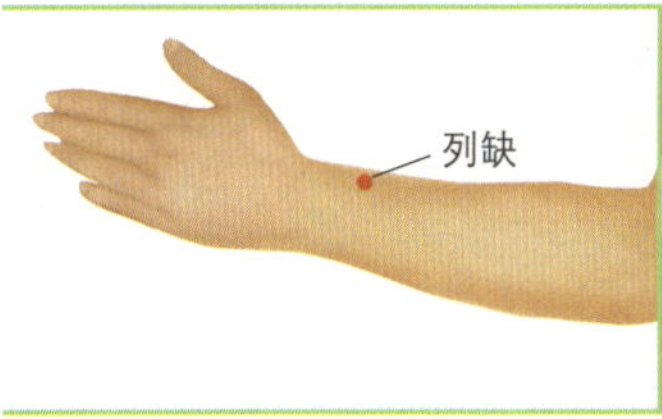

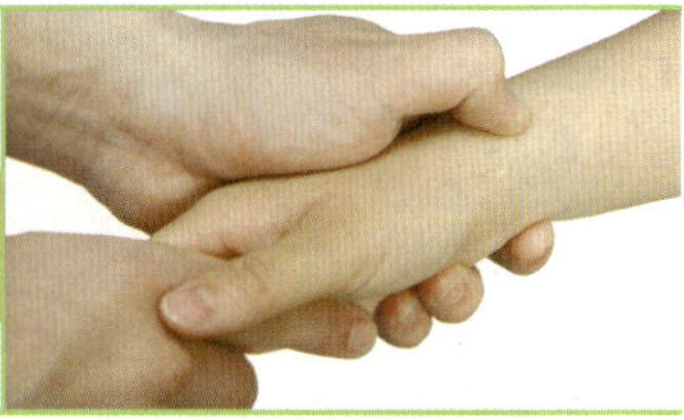

massage.05

按揉肺俞穴

【位置】肩胛骨内侧，第 3 胸椎棘突下旁开 2 横指。

【按摩方法】被按摩者取坐位或俯卧位，按摩者双手拇指顺、逆时针方向按揉肺俞穴约 2 分钟，揉至局部发热为度。

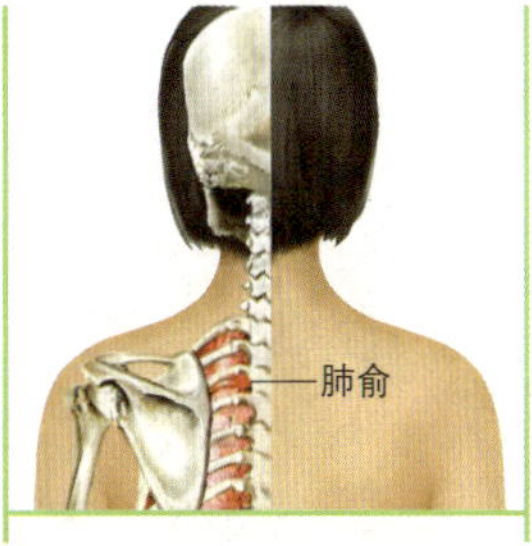

恶心、呕吐

Massage

恶心、呕吐是胃内容物返入食管，经口吐出的一种反射动作。主要症状表现为胃部不舒服，随后就开始感觉恶心。妊娠呕吐是指妇女怀孕时出现的恶心、呕吐症状，一般情况下不需要特殊治疗。

按摩主穴

massage.01

按揉中脘穴

【位置】在胸骨下端和肚脐连线中点处。

【按摩方法】用中指按压中脘穴约半分钟，然后顺时针方向按摩约2分钟，以局部酸胀为佳。

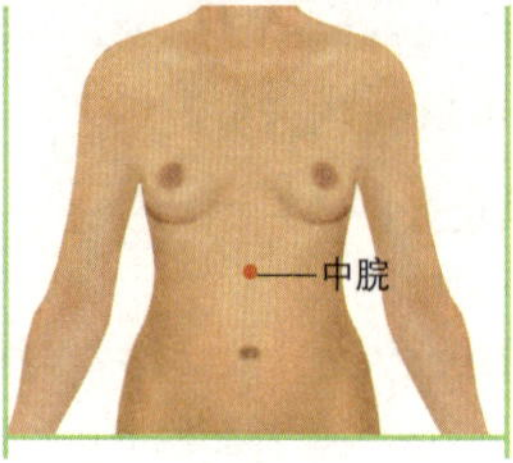

massage.02

按揉天枢穴

【位置】肚脐两侧约3横指宽处。

【按摩方法】被按摩者仰卧，按摩者用拇指或中指按压天枢穴约半分钟，然后顺时针方向按揉约2分钟，以局部感到酸胀并向整个腹部发散为佳。

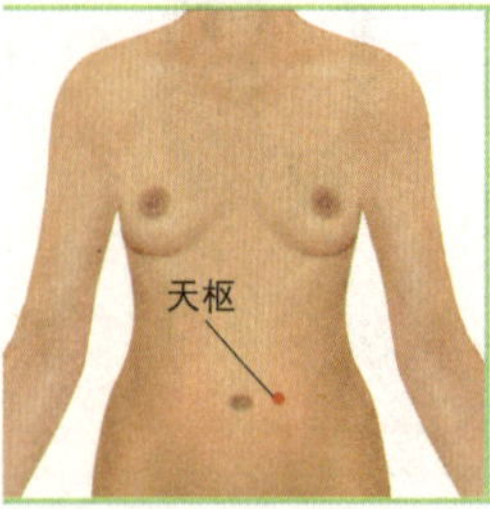

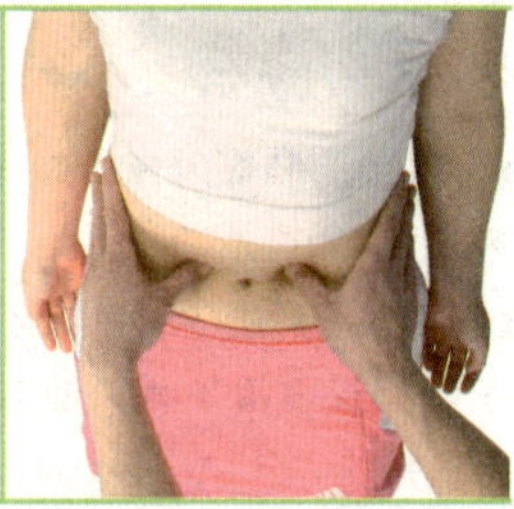

massage.03

按揉巨阙穴

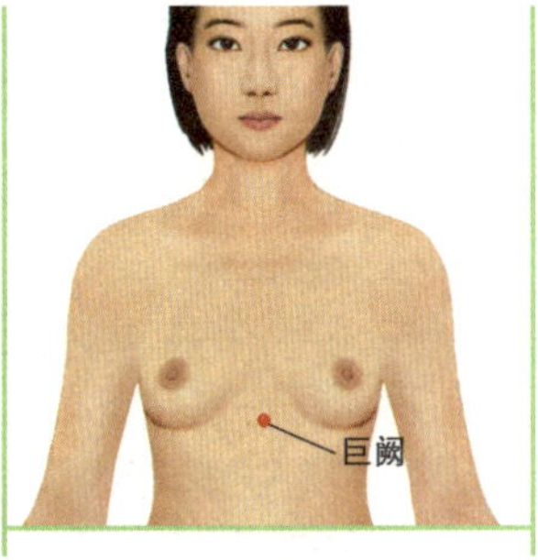

【位置】位于腹部，左右肋弓相交处，再向下约 2 横指宽处。

【按摩方法】被按摩者仰卧，按摩者用食指或中指按压巨阙穴约半分钟，然后顺时针方向按摩约 2 分钟，以局部感到酸胀并向整个腹部发散为佳。

massage.04

按揉脾俞穴

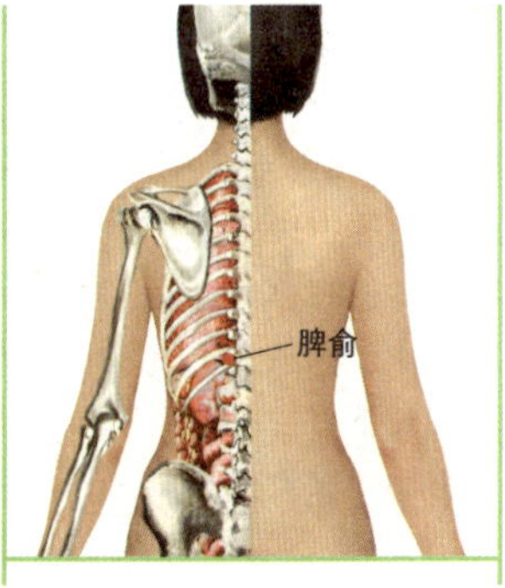

【位置】背部，第 11 胸椎旁开 2 横指宽处。

【按摩方法】被按摩者俯卧，按摩者两手拇指按在左右两脾俞穴位上（其余四指附着在肋骨上），按揉约 2 分钟，或捏空拳揉擦穴位 30 ～ 50 次，擦至局部有热感为佳。

massage.05

点按内关穴

【位置】手臂内侧中间，腕横纹上约 3 横指宽处。

【按摩方法】按摩者左手托住被按摩者前臂，用右手拇指或食指点按内关穴约 1 分钟，以酸胀感向腕部和手发散为佳。

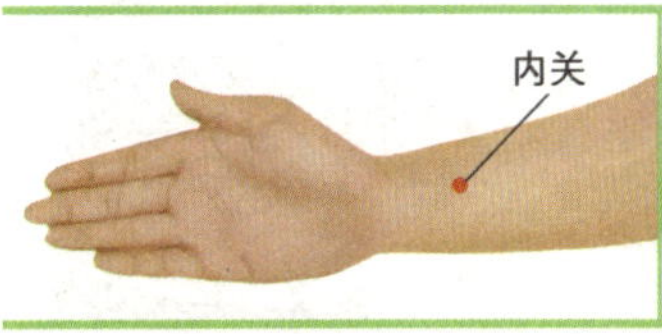

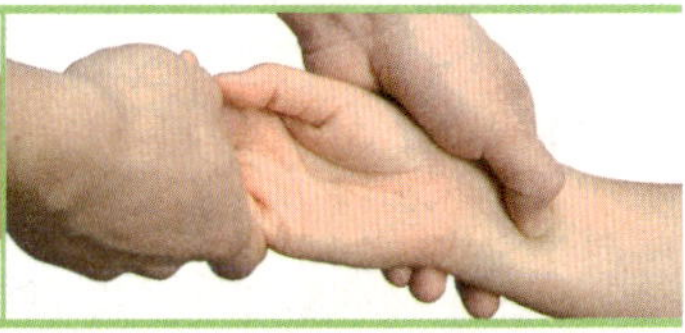

Massage 慢性支气管哮喘

慢性支气管哮喘是常见的过敏性疾病，过敏原有细菌、病毒、尘埃、化学气体、花粉等。哮喘发作前，常有咳嗽、胸闷或连续喷嚏等先兆症状，继而出现气急、喘憋、哮鸣、张口抬肩、多汗等症状。

按摩主穴

massage.01

点按天突穴

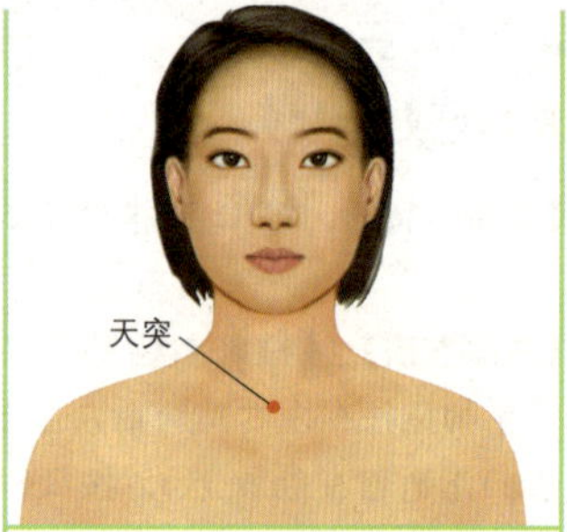

【位置】颈部前正中线上，胸骨上窝凹陷的中央。

【按摩方法】取坐位，用左手拇指指尖点于天突穴，指力沿胸骨柄的后缘向下点住不动 1 分钟，力度以不影响呼吸为宜。

massage.02

点按膻中穴

【位置】在胸部正中线上，两乳头连线与胸骨中线的交点处。

【按摩方法】取坐位或仰卧位，用右手拇指指腹或大鱼际按揉膻中穴，顺时针方向，指力由轻到重再轻，约 2 分钟。

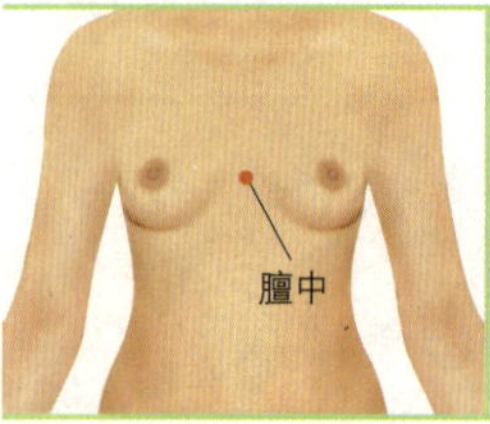

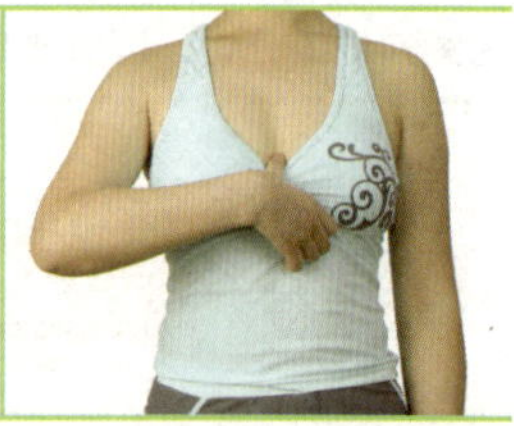

massage.03

点按大椎穴

【位置】第 7 颈椎棘突下，约与两肩峰相平，或正坐伏案，摸取颈后最高的突起之下。

【按摩方法】取正坐位，用中指按揉大椎穴 20 ～ 30 次。

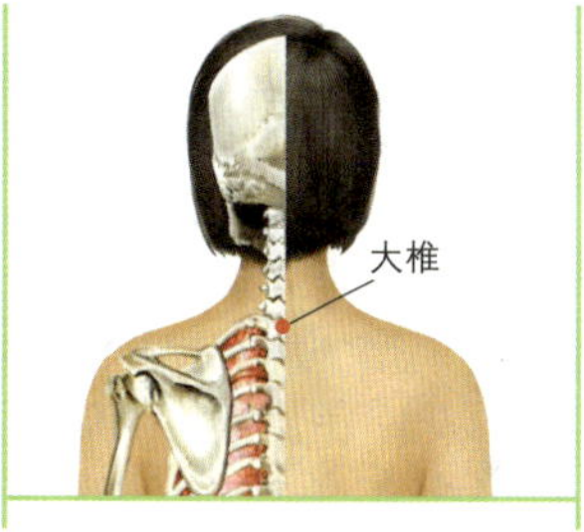

massage.04

点按定喘穴

【位置】第 7 颈椎棘突下，旁开 1 横指。

【按摩方法】取坐位，右手食指或中指指端按右侧定喘穴，左手食指或中指端按左侧定喘穴，每穴按揉 2 分钟，以局部有明显酸胀感为佳。

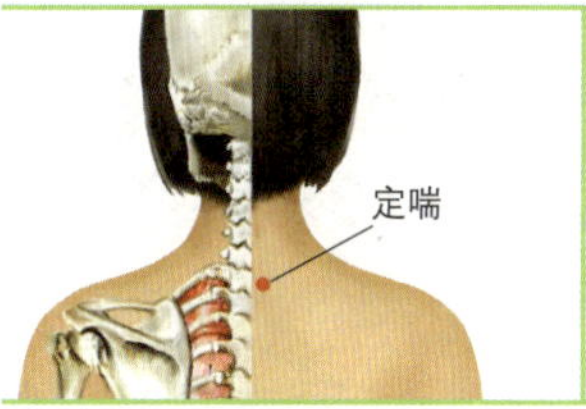

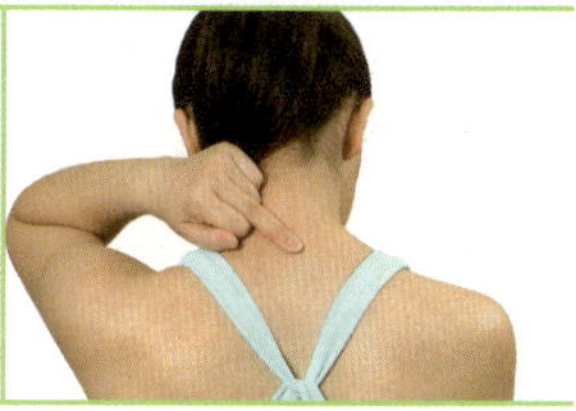

massage.05

按揉肺俞穴

【位置】肩胛骨内侧，第 3 胸椎下旁开 2 横指。

【按摩方法】取坐位，先用左手掌根搭于右侧肩井穴，中指指尖按定右肺俞穴，按揉 2 分钟，然后换右手照上法按揉左肺俞穴，揉至局部发热为度。

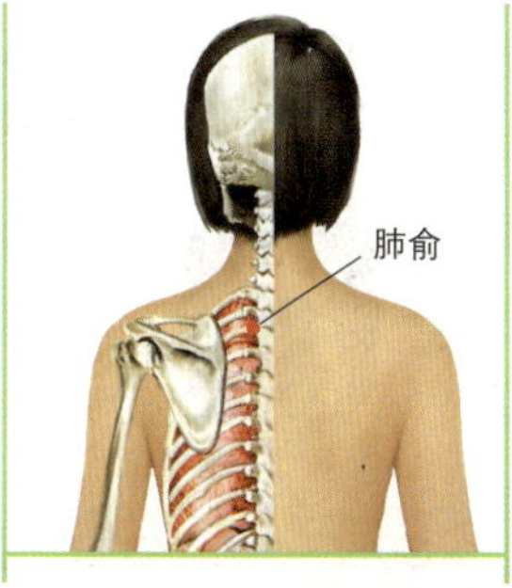

过敏性鼻炎

Massage

过敏性鼻炎又称变态反应性鼻炎，是鼻腔黏膜的变态反应疾病，可引起多种并发症。造成鼻子过敏的原因很多，常见的有接触外界环境诱发、遗传过敏体质等。过敏原有花粉、尘螨、真菌等。主要症状为连续打喷嚏、流鼻水、鼻塞、鼻痒，有哮喘病史的人还容易诱发哮喘。

按摩主穴

massage.01

按揉迎香穴

【位置】鼻孔两侧，鼻唇沟上。

【按摩方法】用双手拇指指面顺时针方向轻轻按揉迎香穴 1 分钟，再逆时针方向按揉 1 分钟，以局部有酸胀感为佳。

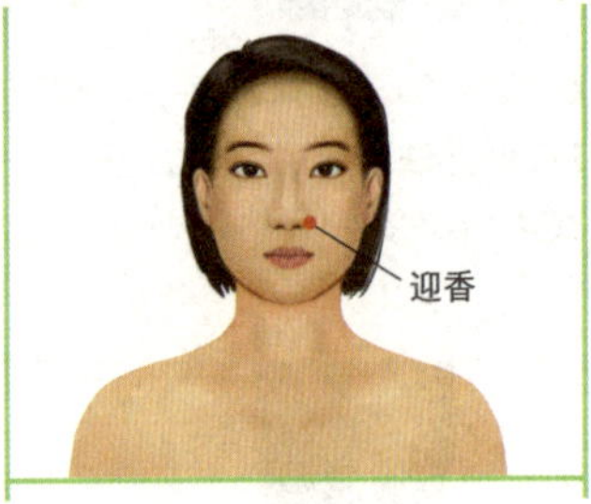

massage.02

推抹印堂穴

【位置】双眉头中间。

【按摩方法】被按摩者仰卧，按摩者用拇指从鼻子向额头方向推抹印堂穴约 2 分钟，以局部有酸胀感为佳。

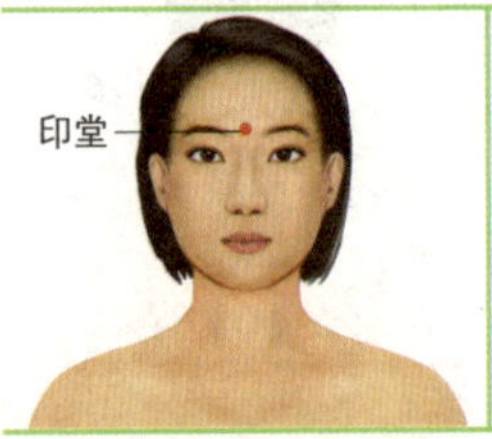

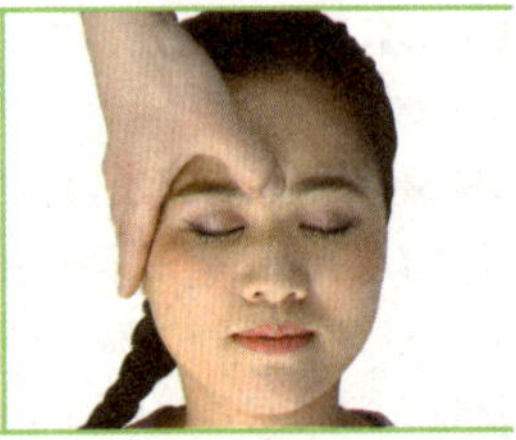

massage.03

按揉上星穴

【位置】头部正中线上，在前发际正中直上 1 大拇指宽处。

【按摩方法】用拇指或中指顺时针方向按揉上星穴约 2 分钟，然后逆时针方向按揉约 2 分钟，以酸胀感向整个前头部发散为佳。

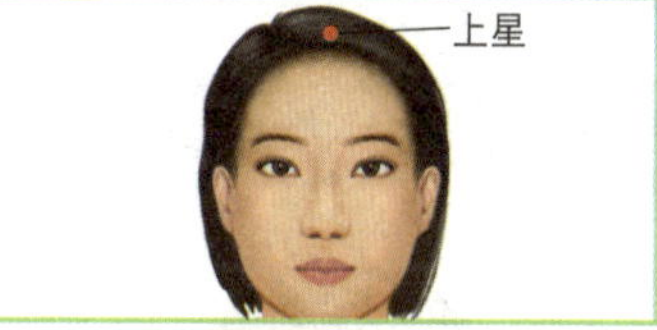

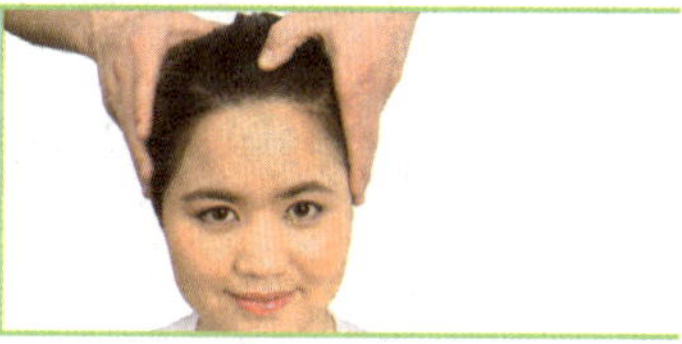

massage.04

揉捏风池穴

【位置】颈后两侧枕骨下方，发际两边大筋外侧凹陷处。

【按摩方法】被按摩者取坐位，按摩者在被按摩者头后，一手扶住被按摩者前额，另一手用拇指和食指分别置于被按摩者的风池穴处，揉捏半分钟左右，以局部有酸胀感为佳。

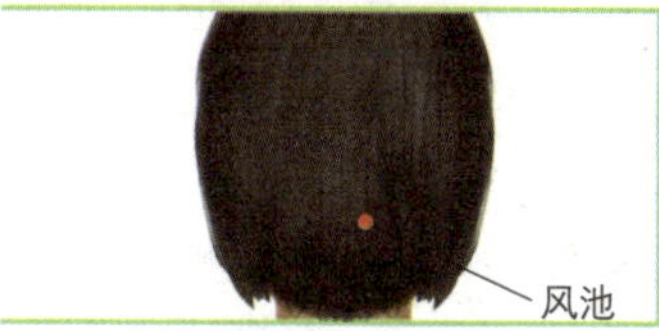

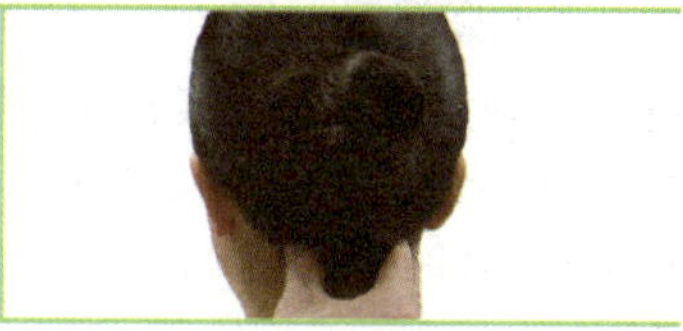

massage.05

掐揉合谷穴

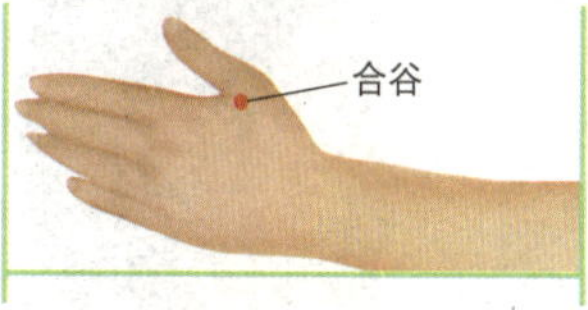

【位置】手背部，拇指与食指的根部交接处，肌肉最高点。

【按摩方法】按摩者用一手托住被按摩者一手手掌，用另一手拇指指腹掐揉被按摩者合谷穴 30 下，两手交替。

失眠

Massage

失眠又称“不寐”，以经常不能获得正常睡眠，或入睡困难为主要症状，一般睡眠时间不足，或睡眠不深，容易惊醒，时睡时醒，醒后不易再入睡，严重的则彻夜不眠。长期工作紧张、焦虑的人容易失眠。

按摩主穴

massage.01

点揉四神聪

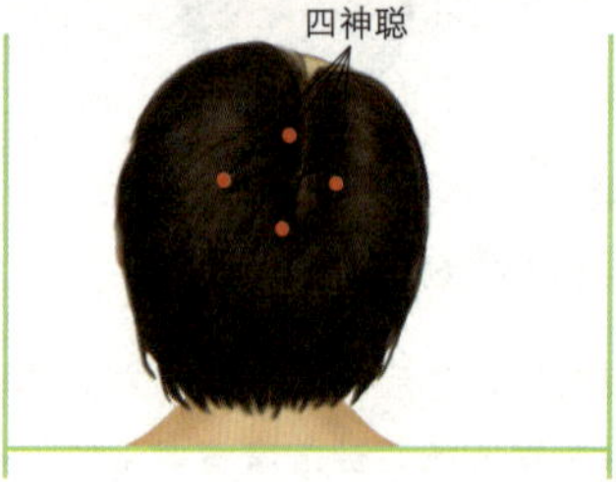

【位置】头顶百会穴前、后、左、右各1寸处4个穴位，统称四神聪。

【按摩方法】用双手食指和中指分别对准四神聪，持续点揉1分钟。

massage.02

按揉安眠穴

【位置】在颈部，耳后高骨的外后缘。

【按摩方法】被按摩者取仰卧位或坐位，按摩者双手中指顺时针方向按揉安眠穴约2分钟，然后逆时针按揉2分钟，以局部有酸胀感为佳。

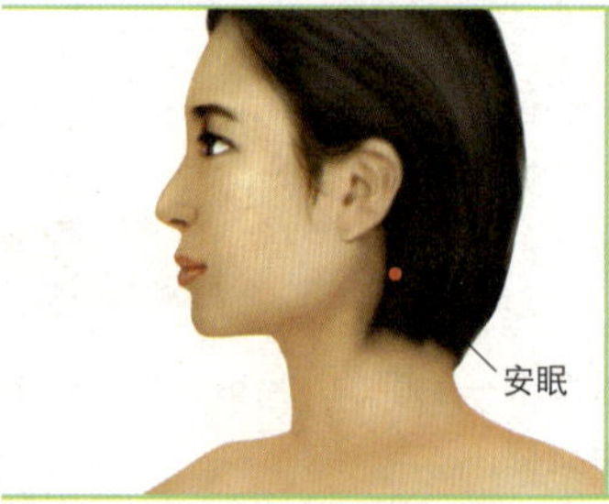

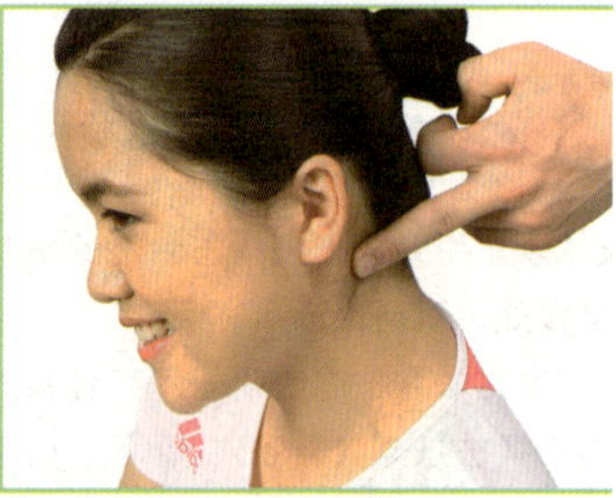

massage.03

点按神门穴

【位置】掌心向上，前臂靠小指侧的腕横纹上。

【按摩方法】用拇指点按神门穴约 1 分钟，左右手交替进行，以局部酸胀为佳。

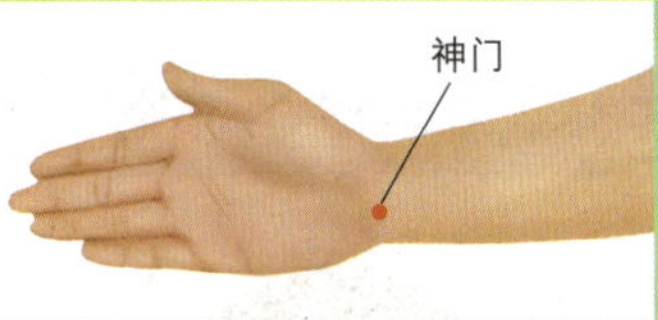

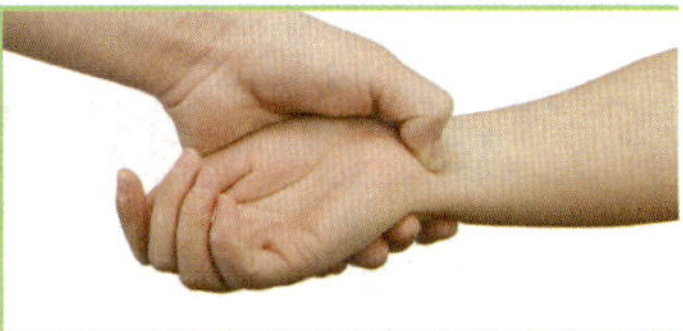

massage.04

按揉三阴交穴

【位置】小腿内侧，内踝尖直上 4 横指，胫骨后侧。

【按摩方法】拇指顺时针方向按揉三阴交穴约 2 分钟，然后逆时针方向按揉 2 分钟，以局部有酸胀感为佳。

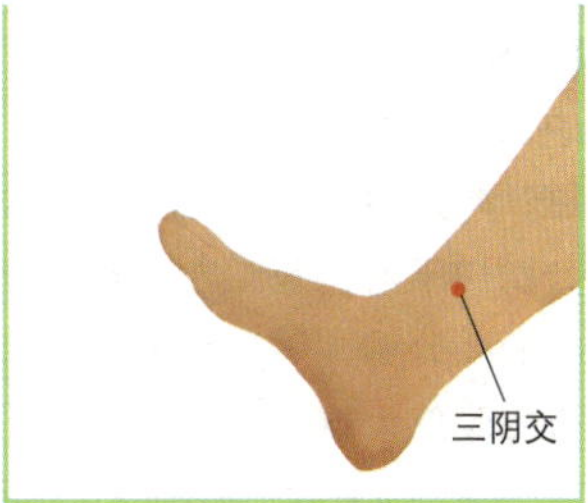

massage.05

推按失眠穴

【位置】在足底跟部、足底中线与内外踝连线相交处。

【按摩方法】被按摩者取仰卧位，按摩者用大拇指朝足跟的方向推按失眠穴 3 分钟，以局部有酸胀感为佳。

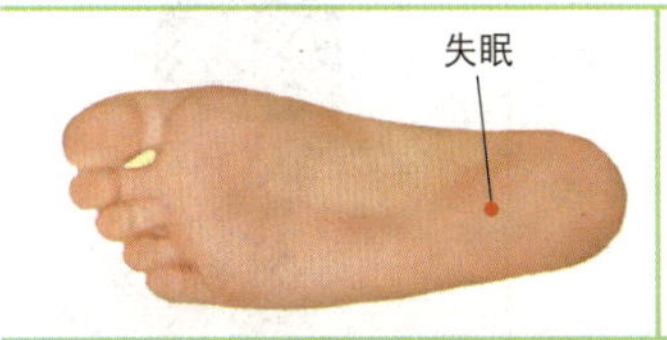

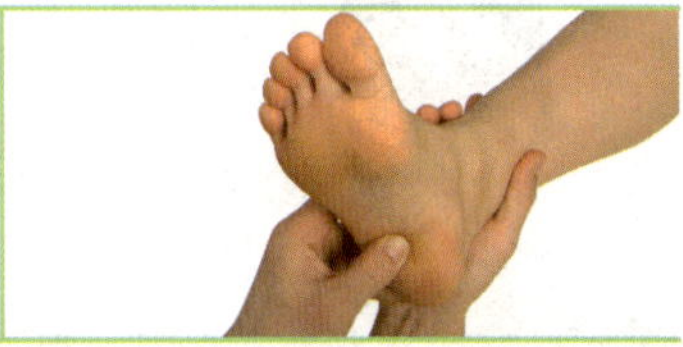

Massage

面瘫

面瘫，俗称“歪嘴巴”、“歪歪嘴”、“口眼歪斜”，是以面部表情肌群运动功能障碍为主要特征的一种常见病。病侧面部表情肌完全瘫痪者，前额皱纹消失，露齿时口角向健侧偏歪。

按摩主穴

massage.01

按揉鱼腰穴

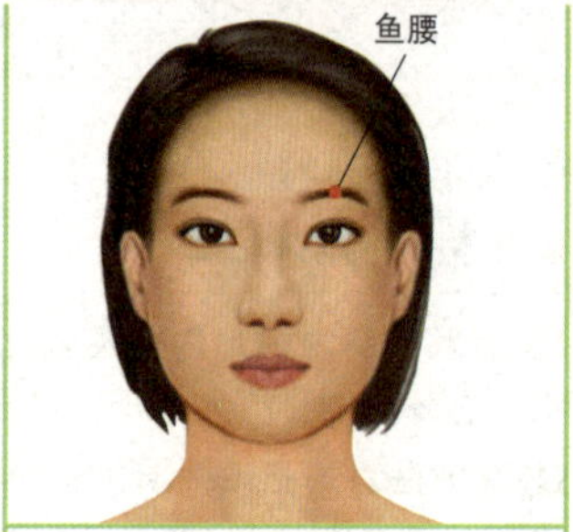

【位置】瞳孔直上，眉毛连线的中点。

【按摩方法】双手食指或中指指腹分别按于两侧鱼腰穴，顺时针方向按揉 2 分钟，手法宜轻柔，以局部有酸胀感为佳。

massage.02

按揉睛明穴

【位置】目内眦外上方凹陷中。

【按摩方法】用拇指、食指或中指指尖按于患侧睛明穴，向内上方顺时针按揉 2 分钟，以局部有酸胀感为度。

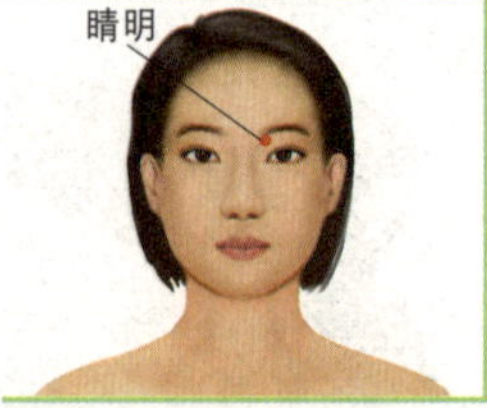

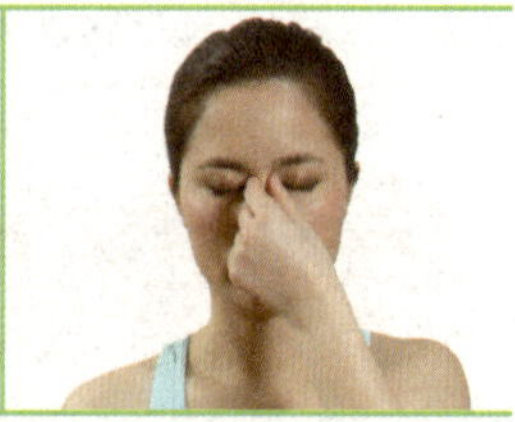

massage.03

按揉承泣穴

【位置】瞳孔直下，下眼眶边缘上方。

【按摩方法】取仰卧位或坐位，用食指指腹按于患侧下眼眶中点的边缘，顺时针方向按揉 2 分钟，以酸胀感为度。

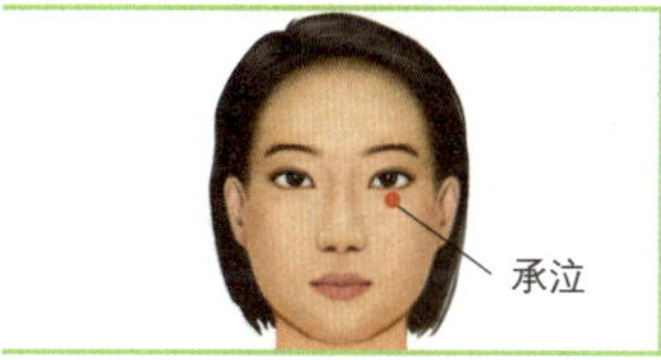

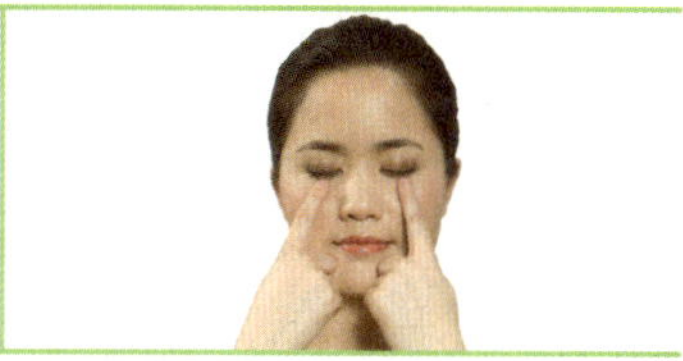

massage.04

按揉颧髎穴

【位置】眼外角直下方，颧骨下缘凹陷处。

【按摩方法】取仰卧位或坐位，用中指或食指点按患侧颧髎穴约半分钟，再顺时针方向按揉 2 分钟。

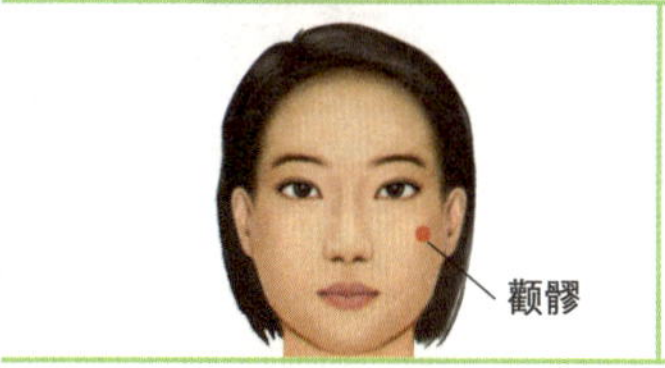

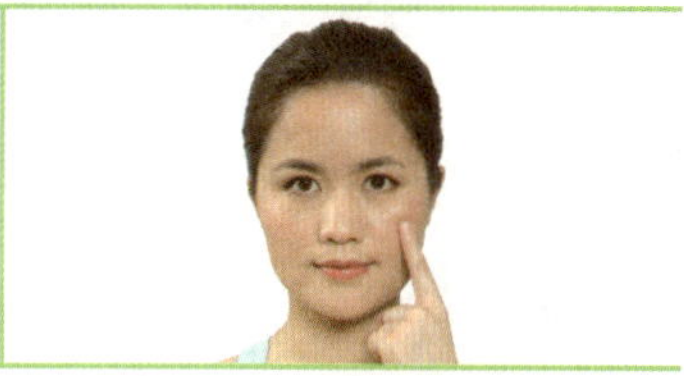

massage.05

按揉迎香穴

【位置】鼻翼外缘中点，旁开 1 横指，鼻唇沟中。

【按摩方法】取坐位，先用食指指端顺时针方向按揉患侧迎香穴 2 分钟，再点按半分钟，以局部有酸胀感为度。

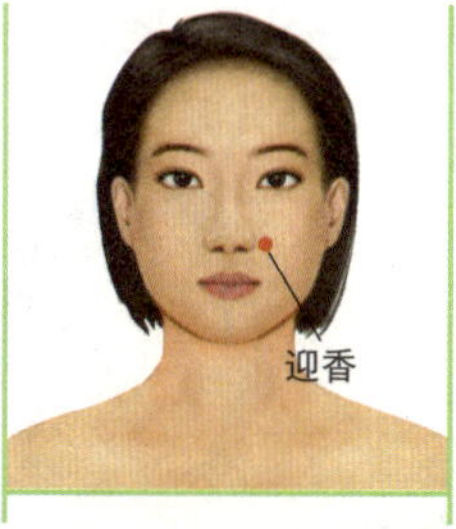

Massage

眩晕

眩是眼花，晕是头晕。眩晕是常见的一种证候。与眩晕相关的部位有大脑、眼睛、血管等。主要症状为眼前发蒙、头晕沉，还伴有恶心。眩晕症状轻的只需闭上眼睛就能慢慢缓解；严重的起床时也晕，需卧床休息。瞬间的眩晕往往会造成非常可怕的后果，患者家属一定要引起注意。

按摩主穴

massage.01

按揉百会穴

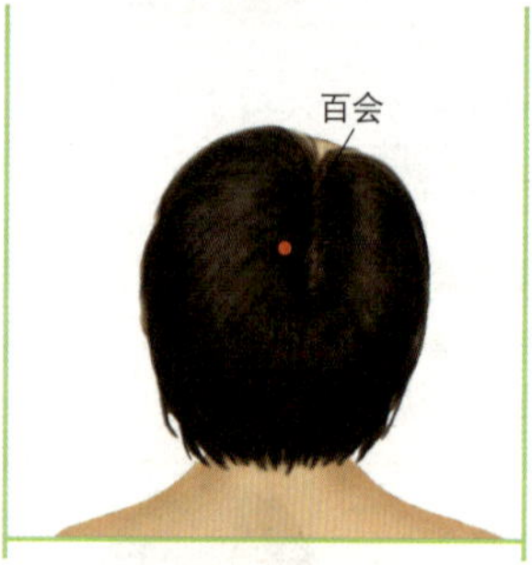

【位置】头后两耳尖连线与前后正中线交点。

【按摩方法】取坐位，用拇指按压百会穴半分钟，顺、逆时针各揉1分钟，以酸胀感向头部四周发散为佳。

massage.02

推抹印堂穴

【位置】双眉头中间。

【按摩方法】被按摩者仰卧，按摩者坐于其头后，用拇指从鼻子向额头方向推抹印堂穴约2分钟，以局部有酸胀感为佳。

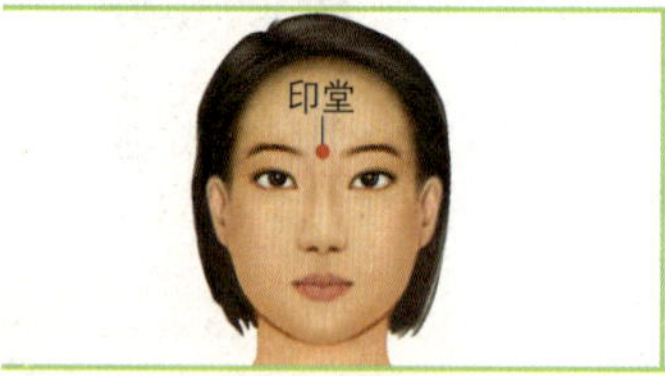

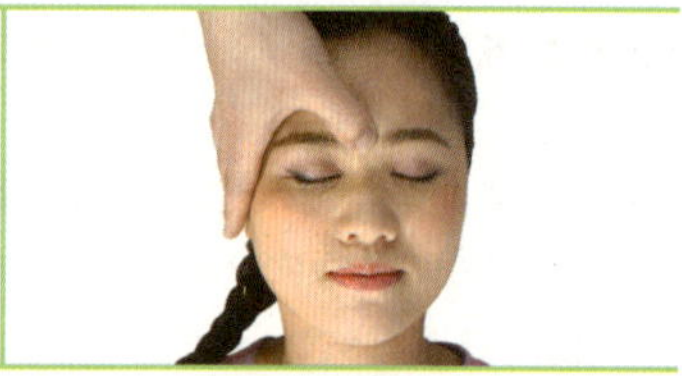

massage.03

按揉翳风穴

【位置】耳朵下方耳垂后遮住之处的凹陷中。

【按摩方法】被按摩者仰卧或取坐位，按摩者用两手拇指或中指按在左右翳风穴上，同时顺时针方向按揉约 2 分钟，然后逆时针方向按揉约 2 分钟，以局部感到酸胀为佳。

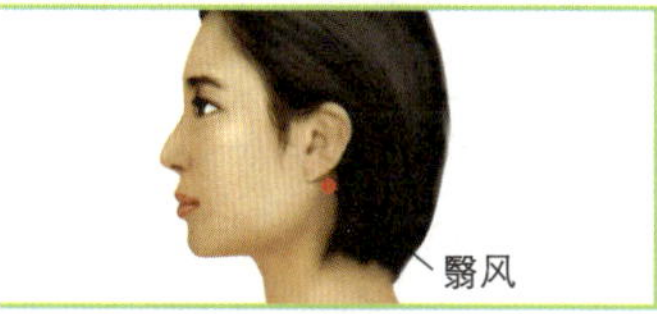

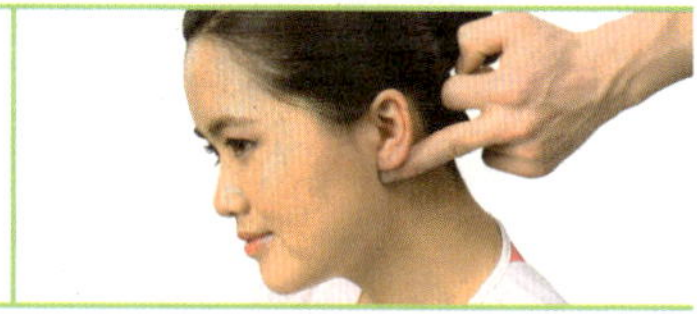

massage.04

按揉头窍阴穴

【位置】头部两侧，耳朵后高骨的后上方。

【按摩方法】取坐位，两手拇指同时按压头窍阴穴半分钟，然后顺时针按揉 2 分钟，以局部有酸胀感为佳。

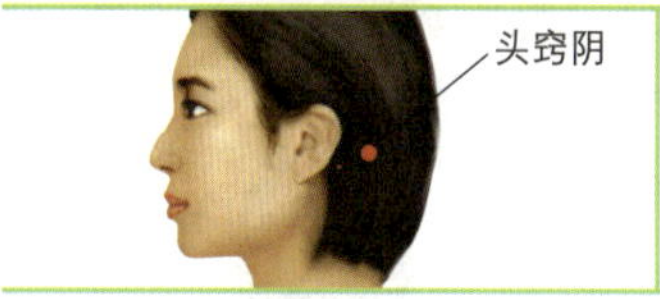

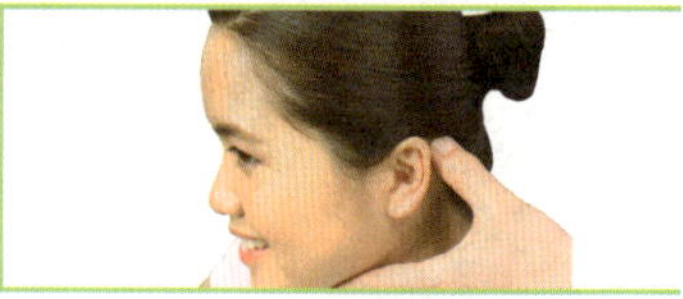

massage.05

点按天柱穴

【位置】颈处，后发际正中旁开大筋外侧。

【按摩方法】被按摩者取坐位，按摩者坐于其头后，食指、拇指同时着力，点按两侧天柱穴约 1 分钟，或用拇指和食指揉捏该穴，以局部感到酸胀为佳。

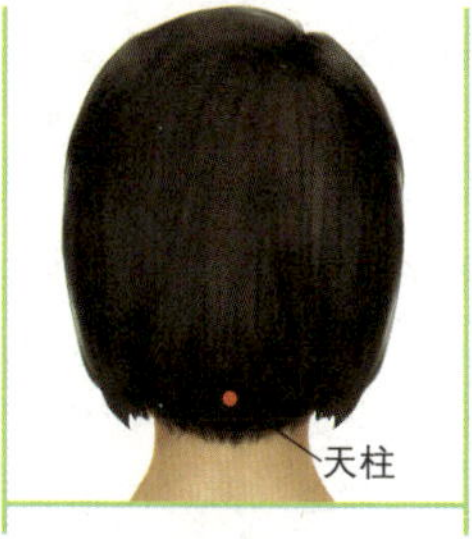

Massage

糖尿病

糖尿病是一种由遗传基因决定的全身慢性代谢性疾病。基本病理为胰岛素分泌得相对或绝对不足，而导致糖、脂肪和蛋白质代谢的紊乱。典型症状可概括为“三多一少”，即多尿、多饮、多食及体重减少。糖尿病是危害人类健康最广泛的疾病之一，见于任何年龄。女性早期糖尿病可出现外阴瘙痒及月经不调等症状。

按摩主穴

massage.01

按揉胰俞穴

【位置】背部第 8 胸椎棘突下左右两指处。

【按摩方法】两手握拳，用中指的掌指关节突起点胰俞穴，顺时针按揉约 2 分钟。

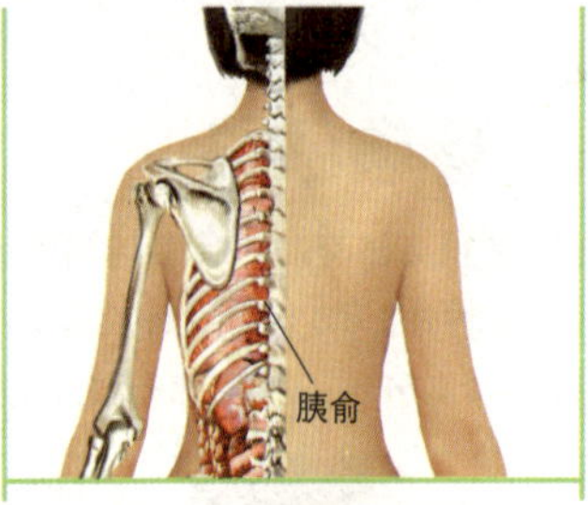

massage.02

按揉脾俞穴

【位置】第 11 胸椎棘突下，左右 2 横指宽处。

【按摩方法】取坐位或立位，双手中指分别按于两侧脾俞穴（拇指附着在肋骨上），用力按揉 30 ~ 50 次；或握拳用食指掌指关节突按揉穴位；或握空拳揉擦穴位 30 ~ 50 次，擦至局部有热感为佳。

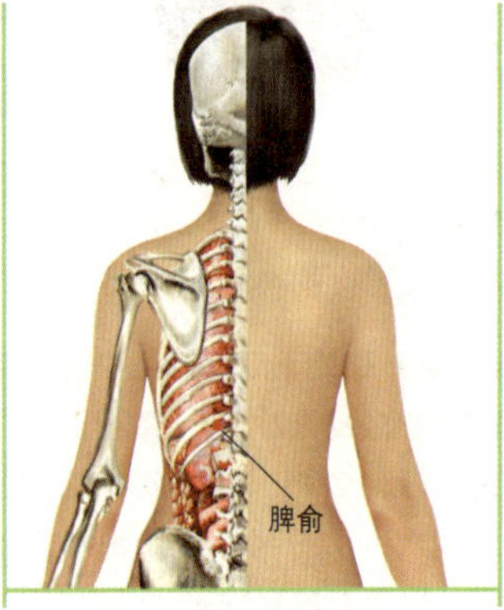

massage.03

按揉胃俞穴

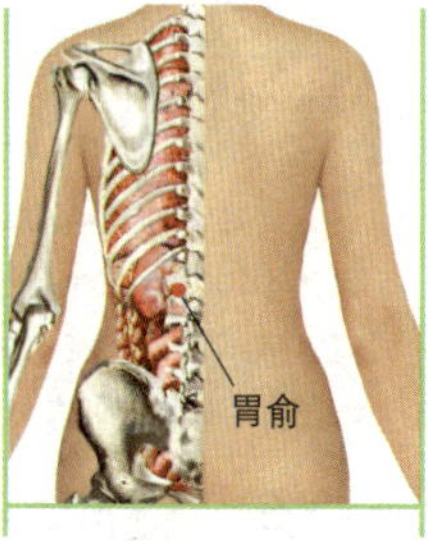

【位置】第 12 胸椎棘突下，左右两横指宽处。

【按摩方法】取坐位或立位，双手中指分别按于两侧胃俞穴，用力按揉 30 ～ 50 次；或握拳用食指掌指关节突按揉穴位；或握空拳揉擦穴位 30 ～ 50 次。

massage.04

按揉中脘穴

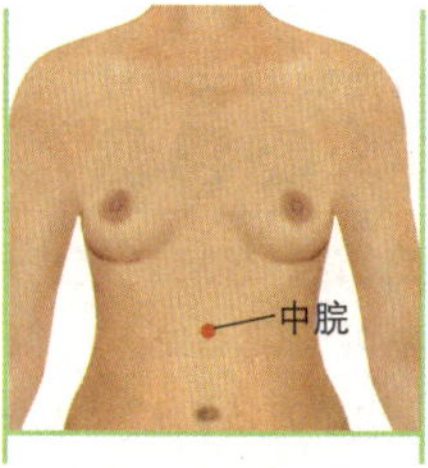

【位置】胸骨下端和肚脐连接线中点处。

【按摩方法】取坐位或仰卧位，用食指或中指向下按压中脘穴半分钟，然后顺时针按揉约 2 分钟。

massage.05

按揉气海穴

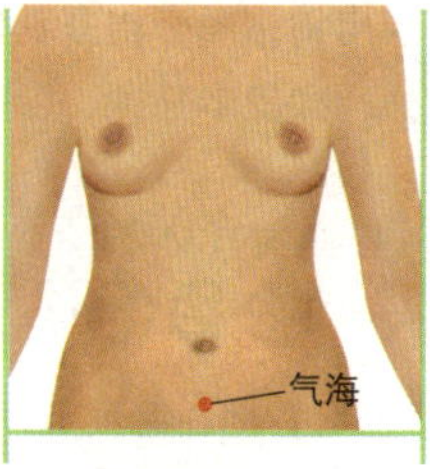

【位置】肚脐下约 2 横指宽处。

【按摩方法】被按摩者取立位，按摩者用中指指端放于气海穴，顺时针方向按揉 2 分钟，揉至穴位发热时为佳。

massage.06

点按足三里穴

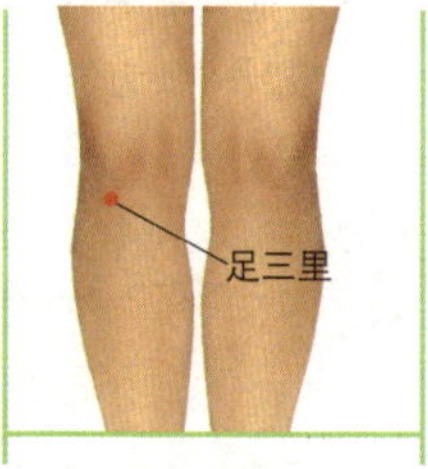

【位置】胫骨外侧，在膝眼下方约 4 横指宽处。

【按摩方法】取坐位，用双手的拇指尖，分别按于两侧足三里穴，缓缓用力，持续 1 分钟。

Massage

高血压

高血压是以体循环动脉血压升高为主的心血管疾病。血压高于140/90mmHg就可以诊断为高血压。高血压最早出现的是头痛、头晕、颈项僵硬等症状，另外，烦躁、耳鸣、健忘等也是高血压的常见症状。

按摩主穴

massage.01

揉捏风池穴

【位置】颈后两侧枕骨下方，发际的两边大筋外侧凹陷处。

【按摩方法】被按摩者取坐位，按摩者在被按摩者头后，一手扶住被按摩者前额，另一手用拇指和食指分别置于被按摩者的风池穴处，揉捏半分钟，以局部有酸胀感为佳。

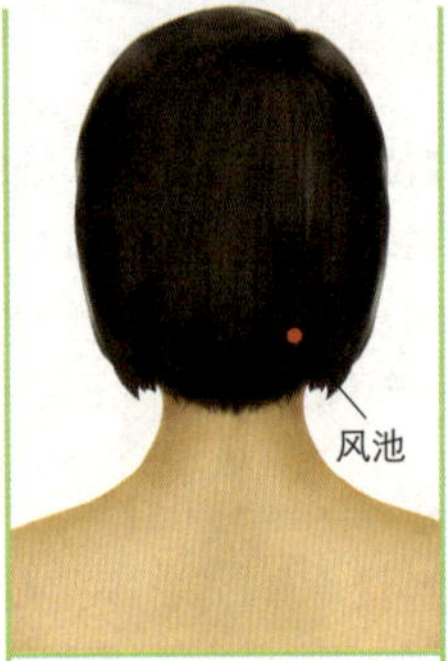

massage.02

按揉曲池穴

【位置】屈曲肘关节，在肘横纹的外侧头。

【按摩方法】按摩者用左手托住被按摩者手臂，用右手拇指顺时针方向揉曲池穴 2 分钟，然后逆时针方向按揉 2 分钟，左右手交替，以局部感到酸胀为佳。

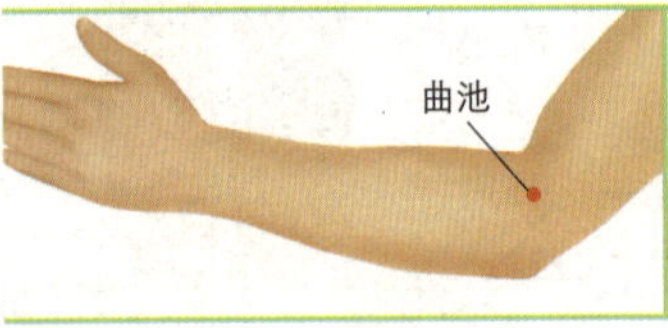

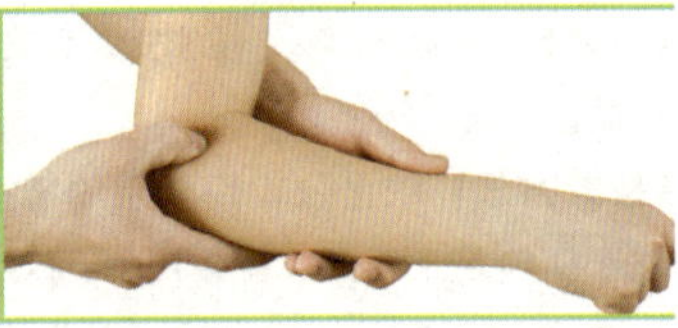

massage.03

按揉百会穴

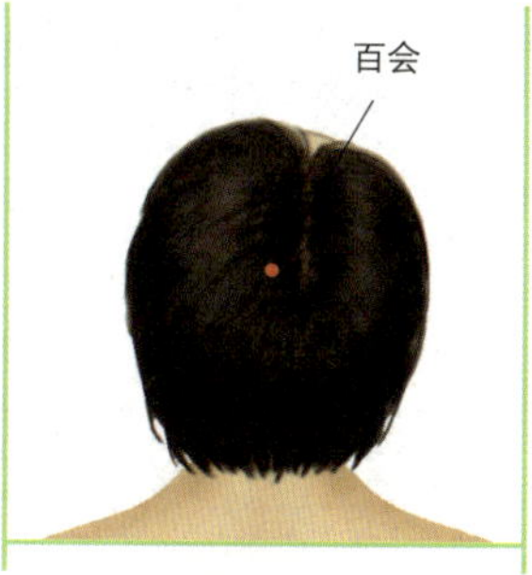

【位置】两耳尖连线与前后正中线交点，头顶中间凹陷处。

【按摩方法】被按摩者取坐位，按摩者在其身后，用拇指按压百会穴半分钟，先顺时针方向按揉 1 分钟，然后逆时针方向按揉 1 分钟，以酸胀感向头部四周发散为佳。

massage.04

按揉阴陵泉穴

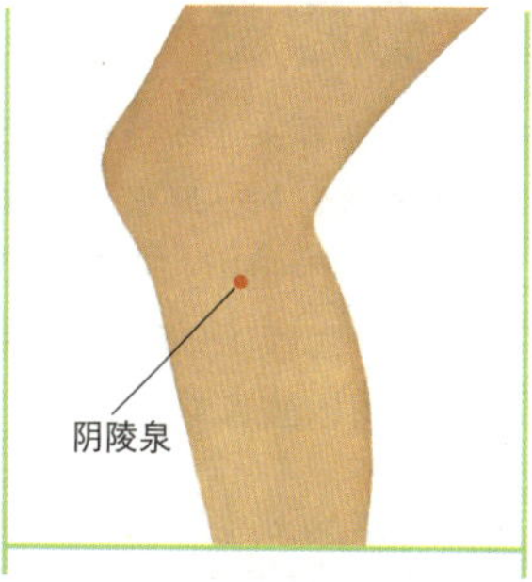

【位置】膝盖内下侧，胫骨内侧突起的下缘凹陷中。

【按摩方法】被按摩者仰卧或取坐位，膝盖稍屈曲，按摩者以拇指顺时针方向按揉阴陵泉穴约 2 分钟，然后逆时针方向按揉约 2 分钟，以局部感到酸胀为佳。

massage.05

按揉三阴交穴

【位置】小腿内侧，胫骨后缘，内踝尖直上 4 横指。

【按摩方法】被按摩者仰卧，按摩者用拇指端着力，顺时针方向按揉三阴交穴约2分钟，然后逆时针方向按揉2分钟，以局部有酸胀感为佳。

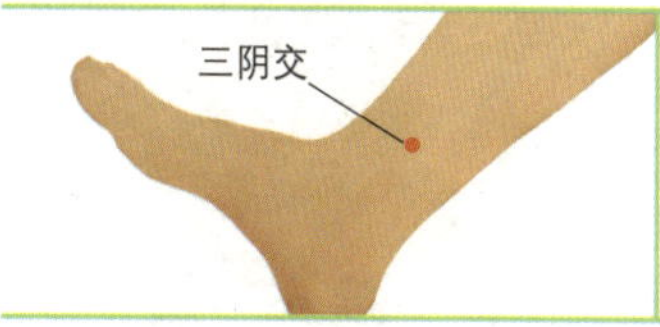

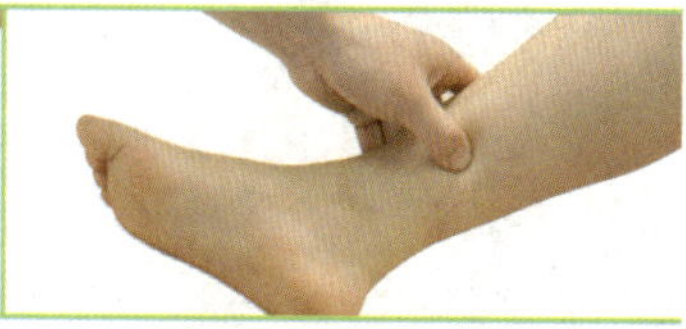

Massage

低血压

低血压指血压低于90/60mmHg，主要表现为眩晕、乏力、易疲劳等，严重低血压会出现四肢厥冷、呼吸困难等症状。

按摩主穴

massage.01

按揉百会穴

【位置】两耳尖连线与前后正中线交点。

【按摩方法】被按摩者取坐位，按摩者在其身后，用拇指按压百会穴半分钟，先顺时针方向揉1分钟，然后逆时针方向揉1分钟，以酸胀感向头部四周发散为佳。

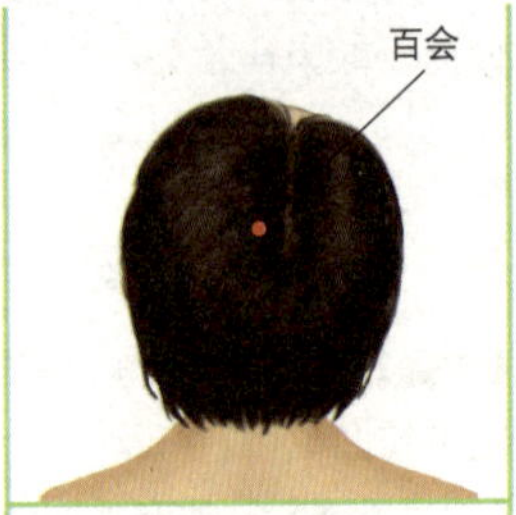

massage.02

按揉心俞穴

【位置】背部，两肩胛骨内侧，第5胸椎棘突下旁开2横指宽处。

【按摩方法】被按摩者俯卧，按摩者站于一旁，双手拇指顺时针方向按揉心俞穴2分钟，然后逆时针方向按揉2分钟，以局部感觉酸胀、发热为佳。

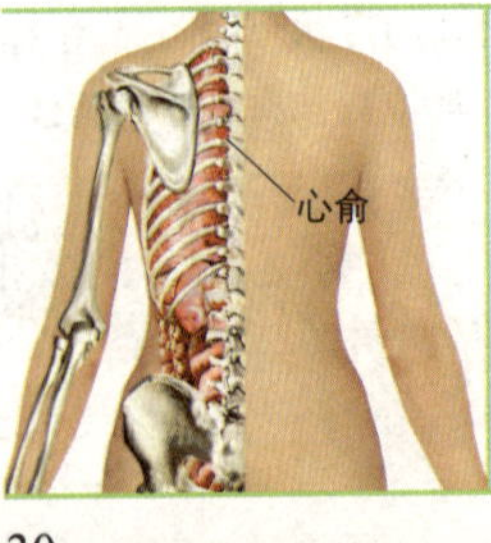

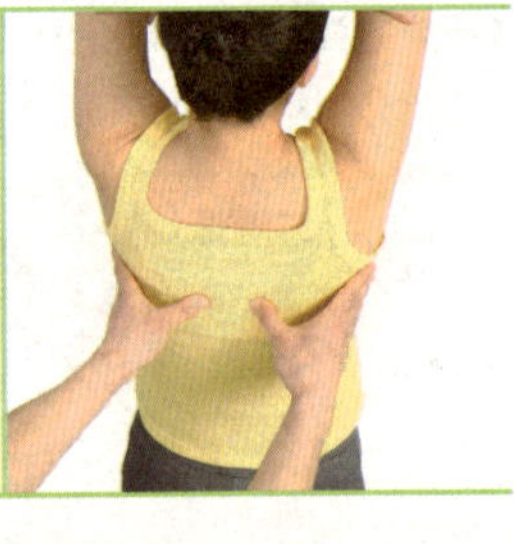

massage.03

指推膻中穴

【位置】两乳头连线中点。

【按摩方法】被按摩者仰卧，按摩者用拇指自上而下推膻中穴约 2 分钟，以胀麻感向两侧乳房发散为佳。

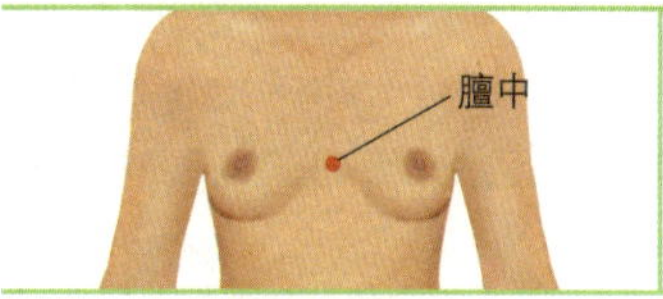

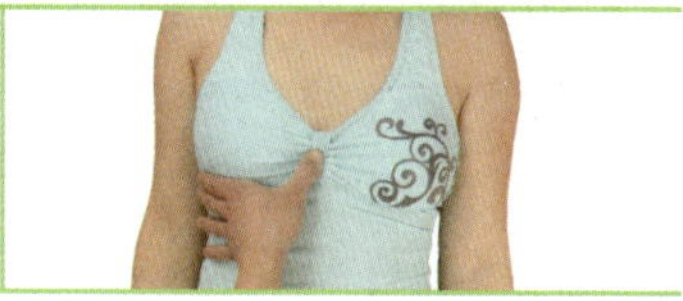

massage.04

点按中脘穴

【位置】胸骨下端和肚脐连线中点。

【按摩方法】被按摩者仰卧，按摩者先用拇指或中指点按中脘穴 1 分钟，然后顺时针方向按揉 1 分钟，再逆时针方向按揉 1 分钟，以局部有酸胀感为佳。

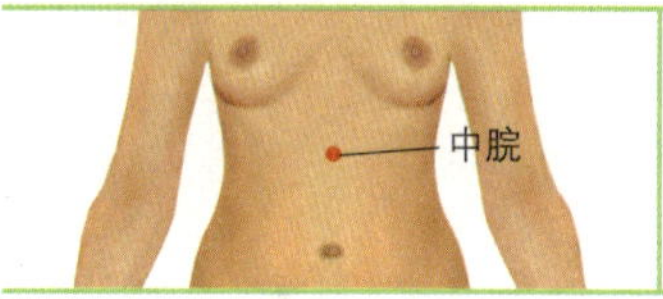

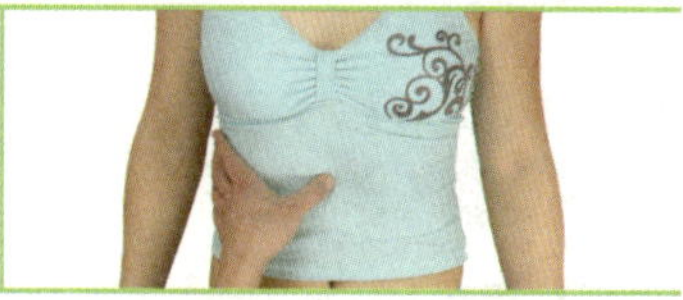

massage.05

点按关元穴

【位置】从肚脐到耻骨上方画一线，将此线 5 等分，从肚脐往下 3/5 处取穴。

【按摩方法】被按摩者仰卧，按摩者站于一旁，用拇指或中指点按关元穴 1 分钟，以局部有酸胀感为宜。

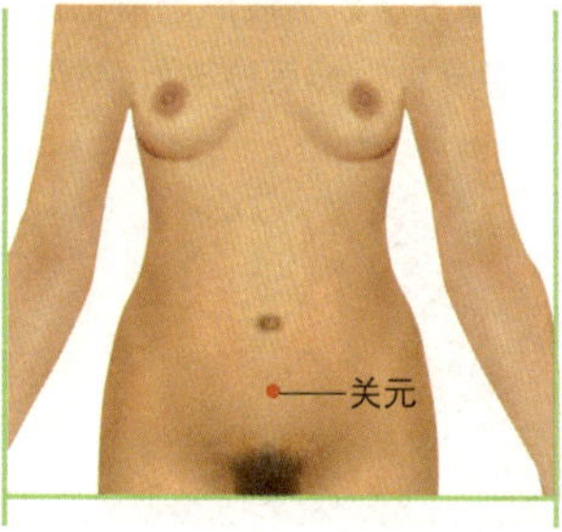

Massage

便秘

便秘就是大便不通。引起便秘的原因很多，常发生在久坐、缺乏运动、粗纤维食物摄入过少的人群中。女性比男性更容易便秘。主要症状为大便秘结不通、粪便干燥艰涩难解，可能伴有食欲减退、口苦、腹胀、焦虑等表现。

按摩主穴

massage.01

按揉天枢穴

【位置】肚脐两侧约 3 横指宽处。

【按摩方法】取仰卧位，用拇指或中指按压天枢穴半分钟，然后顺时针方向按揉 2 分钟，再逆时针方向按揉 2 分钟，以局部酸胀并向整个腹部发散为佳。

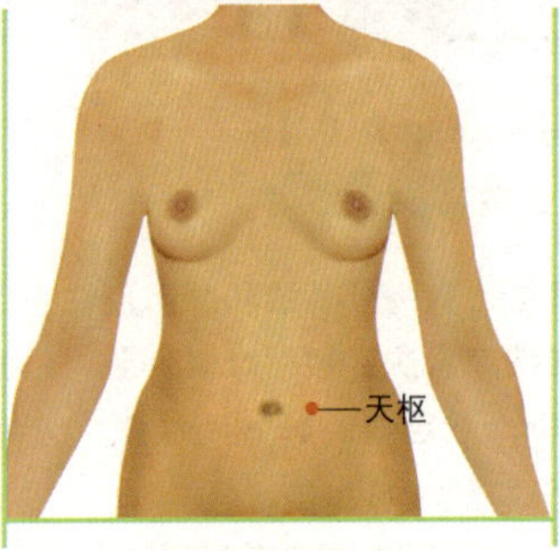

massage.02

按揉中脘穴

【位置】胸骨下端和肚脐连接线中点处。

【按摩方法】被按摩者取仰卧位，按摩者用拇指或中指向下按压中脘穴半分钟，然后顺时针按揉约 2 分钟，以局部有酸胀感为佳。

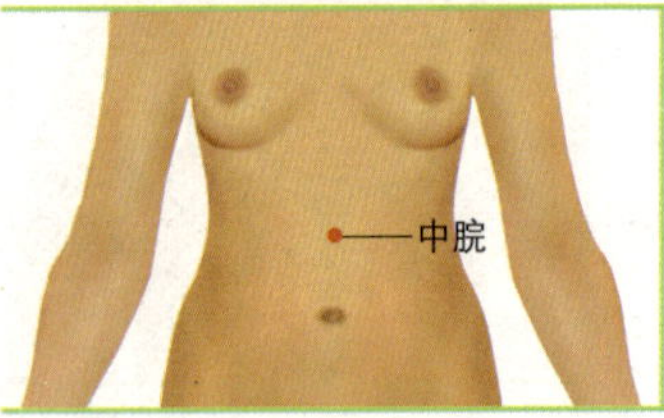

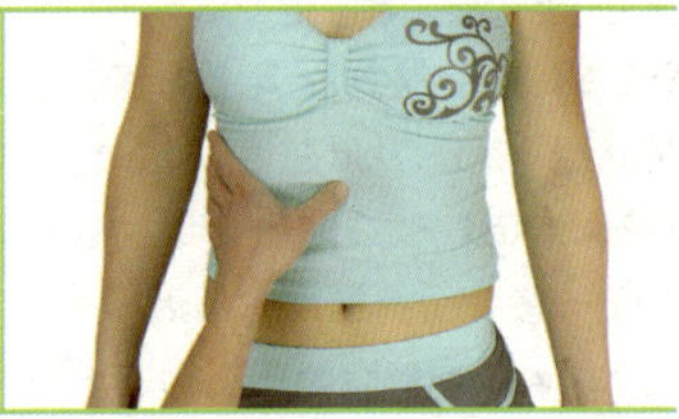

massage.03

按揉支沟穴

【位置】手背腕横纹正中上约4指横宽处，在前臂两骨头之间的凹陷中。

【按摩方法】按摩者用手指指腹或指节向下按压，或顺时针方向按揉约 2 分钟，以局部有酸胀感为佳。

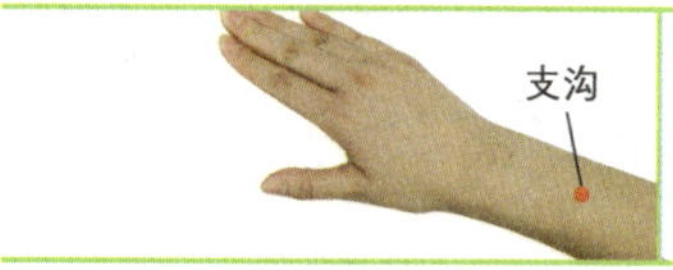

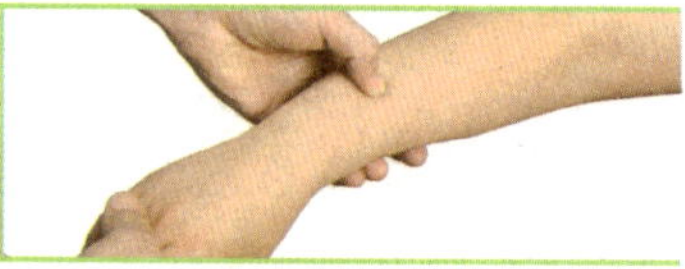

massage.04

按揉大肠俞穴

【位置】腰部，位于第 4 腰椎棘突下两侧各约 2 横指宽处。

【按摩方法】被按摩者取俯卧位，按摩者用拇指或掌根按揉两侧大肠俞穴约 2 分钟，以局部有酸胀感为佳。

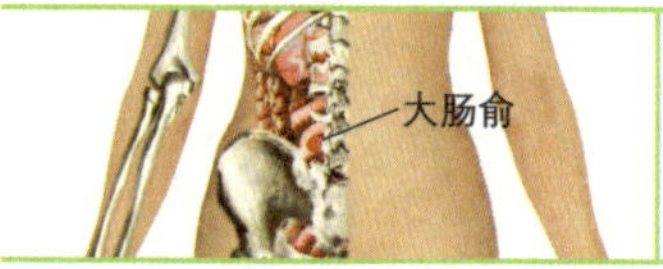

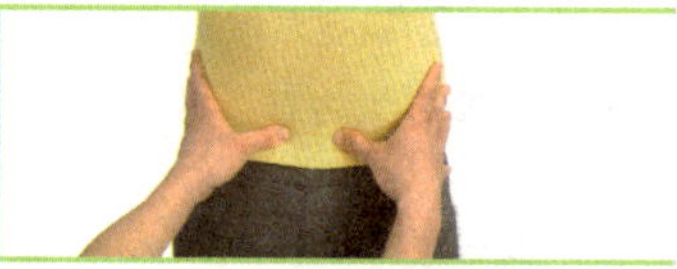

massage.05

揉擦八髎穴

【位置】在骶椎上，分为上髎、次髎、中髎和下髎，左右共 8 个穴位，分别在第 1、2、3、4 骶后孔中，合称“八髎穴”。

【按摩方法】被按摩者取俯位，按摩者两手掌、指交替着力，一手扶其腰部，另一手紧贴骶部两侧八髎穴处，自上而下揉擦至尾骨两旁约 2 分钟。

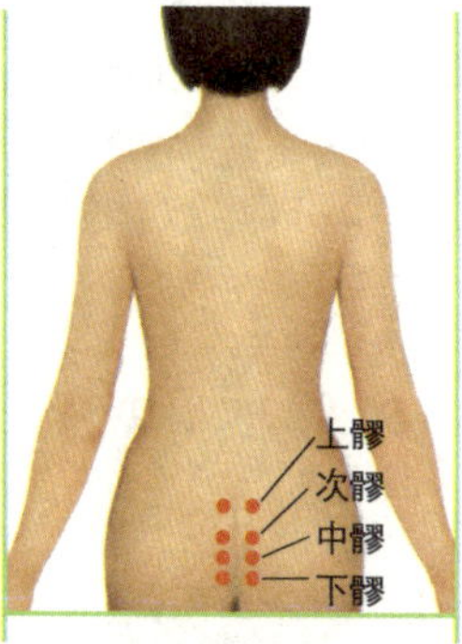

Massage

痔疮

痔疮是肛门内外静脉曲张、血管肿胀引起的，分为内痔、外痔和混合痔。引起痔疮的原因有长期便秘、腹泻、久站、久坐等。主要症状为肛门附近有肉眼可视的肉疙瘩，大小、数量不等。

按摩主穴

massage.01

点按会阴穴

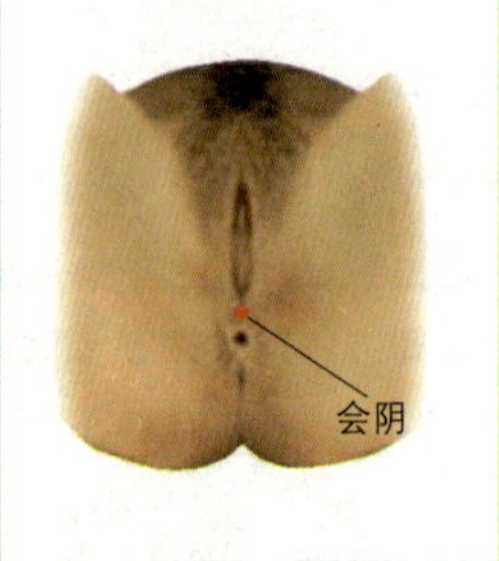

【位置】男性在阴囊根部与肛门连线的中点，女性在大阴唇后联合与肛门连线的中点。

【按摩方法】被按摩者仰卧，双腿分开，按摩者用中指轻轻点按会阴穴约2分钟，以酸胀感能忍受为宜。

massage.02

点按会阳穴

【位置】在尾骨端旁开1小指宽处。

【按摩方法】被按摩者俯卧，双腿分开，按摩者用拇指轻轻点按会阳穴约2分钟，以有酸胀感能忍受为宜。

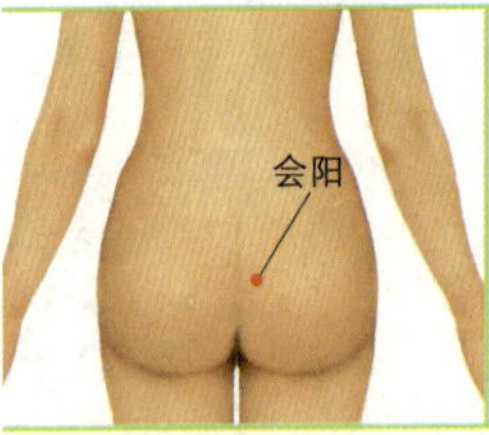

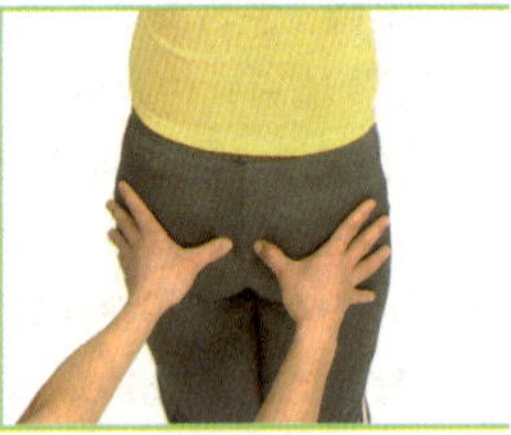

massage.03

点按长强穴

【位置】在尾骨下端与肛门之间的中点凹陷处。

【按摩方法】取俯卧位，双腿分开，用拇指轻轻点按长强穴约 2 分钟。

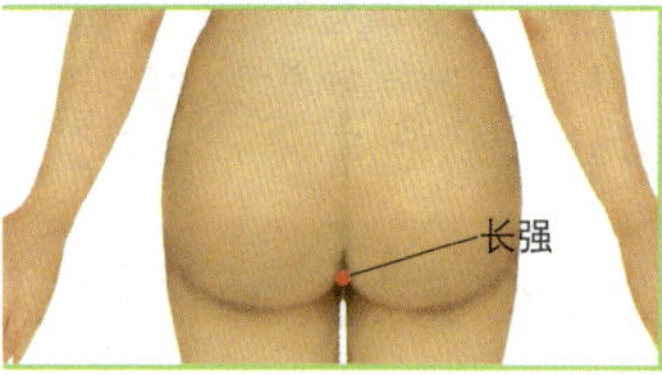

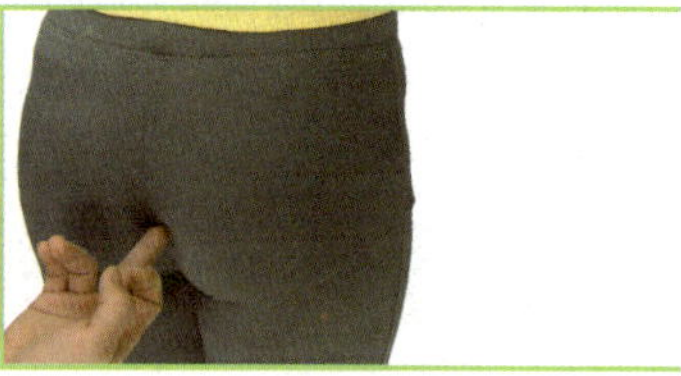

massage.04

推擦八髎穴

【位置】在骶椎上，分为上髎、次髎、中髎和下髎，左右共 8 个穴位，分别在第 1、2、3、4 骶后孔中，合称“八髎穴”。

【按摩方法】取俯卧位，按摩者一手扶其腰部，另一手紧贴骶部两侧八髎穴处，自上而下推擦至尾骨两旁约 2 分钟。

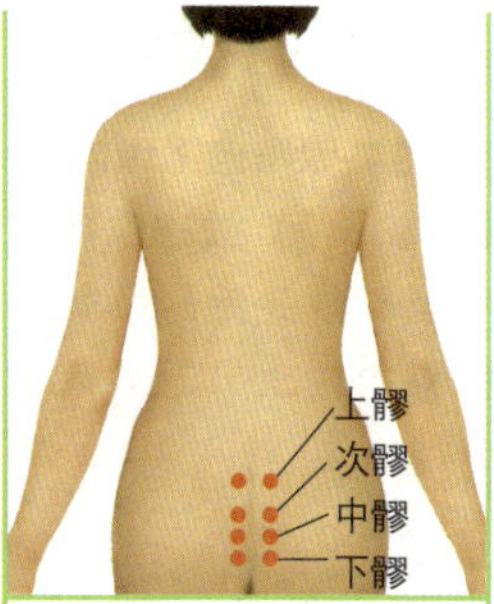

massage.05

按揉承山穴

【位置】跷脚趾时，小腿肚下方呈“人”字形纹的顶端凹陷处。

【按摩方法】被按摩者取俯卧位，按摩者用大拇指或掌根顺、逆时针方向各按揉约 2 分钟，或捏揉小腿肌肉，以局部有酸胀感为佳。

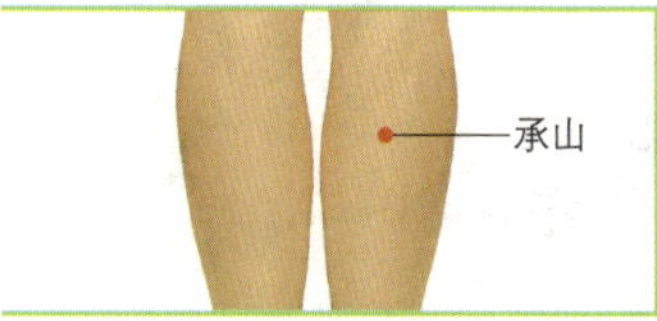

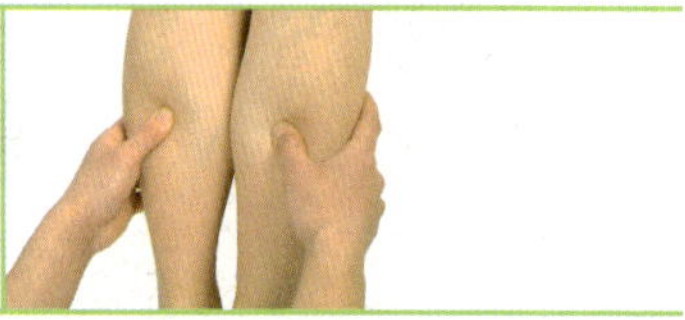

Massage 呃逆

呃逆俗称"打嗝"，有的是因饮食过饱而引起的，也有因包括胃、食管功能或器质性改变而引起的。另外，外界物质生化、物理刺激也会使人打嗝。打嗝的原理是自主神经受到刺激时，膈肌突然发生收缩、痉挛，迅速吸气并发出"嗝"的声音，喉咙里呃呃连声，声短而快速，自己不能控制。

按摩主穴

massage.01

点按止呃穴

【位置】眼眶壁上缘内侧凹陷处。

【按摩方法】被按摩者仰卧，按摩者坐于其头后，用双手拇指或食指斜向内上方轻轻点按止呃穴1分钟。

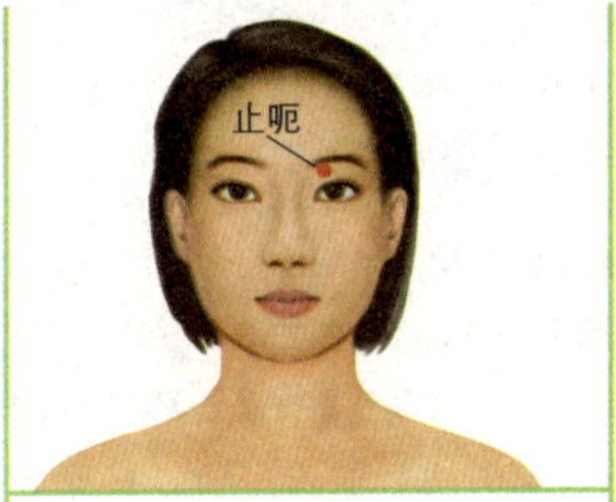

massage.02

点按内关穴

【位置】手臂的内侧中间，腕横纹上约3横指宽处。

【按摩方法】按摩者用右手托住被按摩者前臂，左手拇指点按内关穴2分钟，以酸胀感向腕部和手发散为佳。

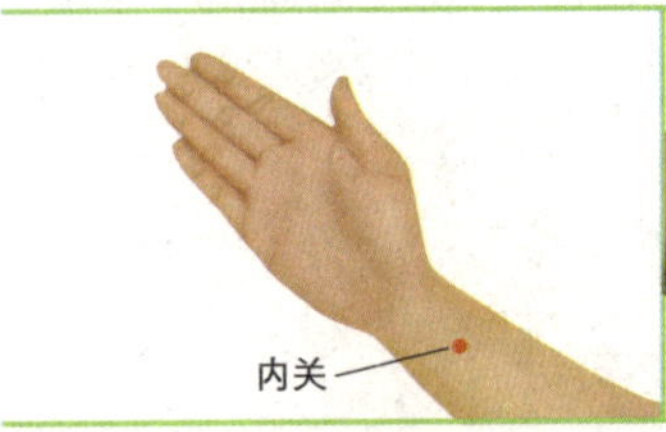

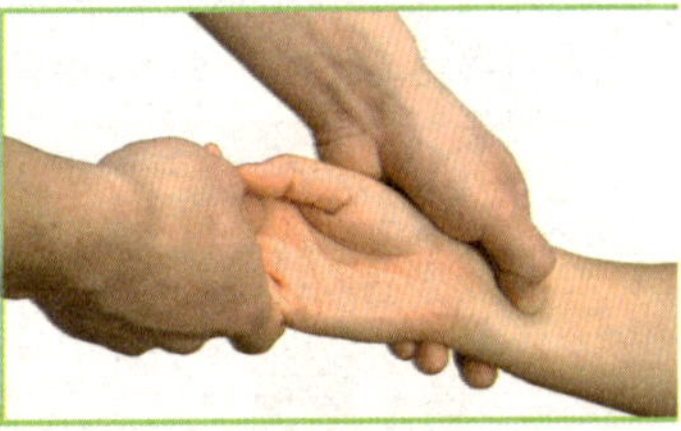

massage.03

指推膻中穴

【位置】在胸部正中线上，两乳头连线与胸骨中线的交点。

【按摩方法】被按摩者仰卧，按摩者站于一侧，用拇指自下向上推膻中穴约 2 分钟，以胀麻感向胸部发散为佳。

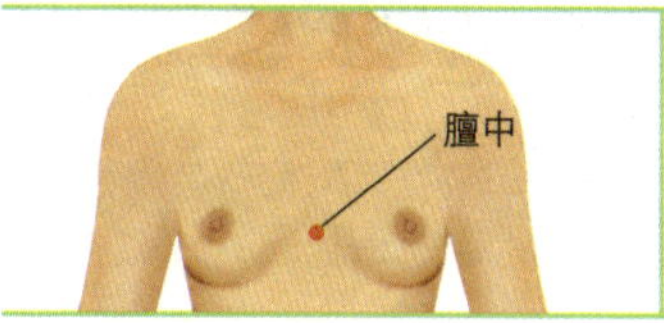

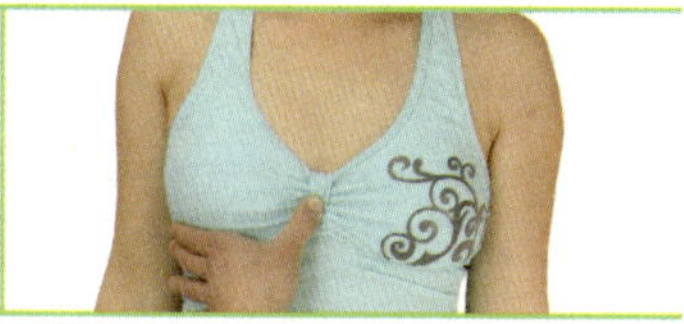

massage.04

按揉中脘穴

【位置】胸骨下端和肚脐连接线中点处。

【按摩方法】被按摩者平躺，按摩者用拇指或中指向下按压中脘穴半分钟，然后顺时针方向按揉约 2 分钟，以局部有酸胀感为佳。

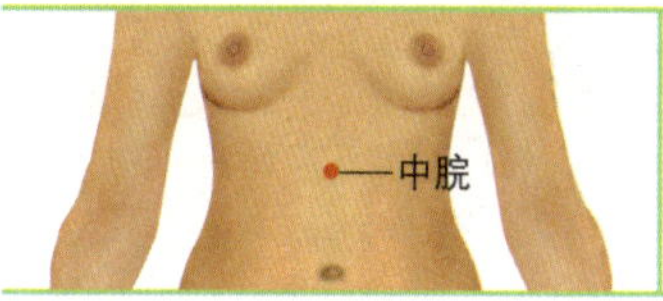

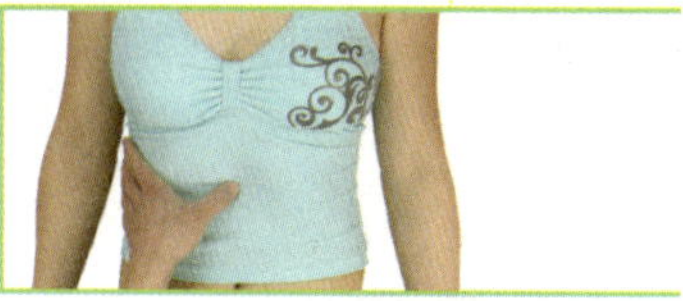

massage.05

按揉足三里穴

【位置】胫骨外侧，在膝盖下方约 4 横指宽处。

【按摩方法】被按摩者仰卧，膝盖稍屈曲，按摩者用拇指顺时针方向按揉足三里穴约 2 分钟，然后逆时针方向按揉约 2 分钟。

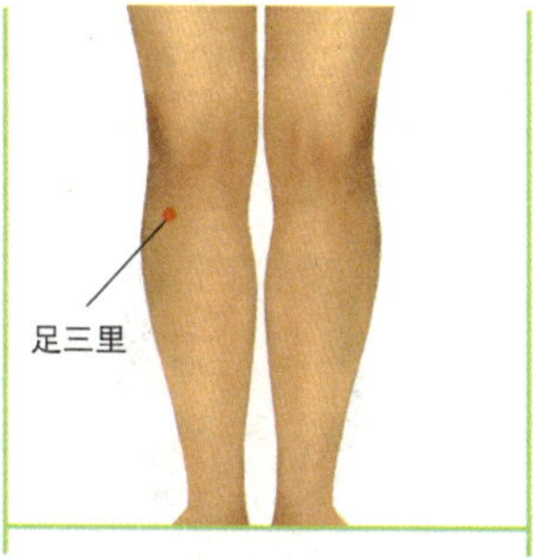

Massage

近视

近视是屈光不正的一种，是指远处的物体不能在视网膜汇集，而在视网膜之前形成焦点，导致远方的物体模糊不清的疾病。近视眼的人在感觉眼睛酸痛时都会很自然地用手轻揉眼睛几下，然后就会觉得舒服一些，其实如果能配合几个简单的穴位按压，效果会更好。

按摩主穴

massage.01

按揉睛明穴

【位置】目内眦外上方凹陷中。

【按摩方法】取坐位，用拇指与食指或中指指尖按于两侧睛明穴，待出现酸胀感时，由轻渐重，边按边揉，使酸胀感传导扩散到眼区，约2分钟。

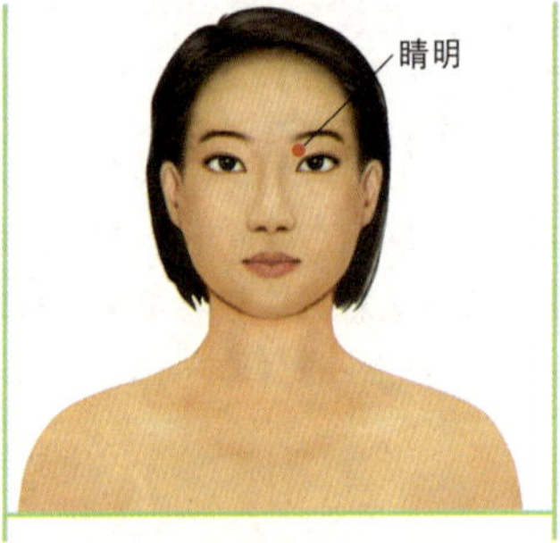

massage.02

按揉四白穴

【位置】目正视，瞳孔直下，眶下孔凹陷中。

【按摩方法】将双手食指指腹分别按于两侧四白穴处，待出现酸胀感时，由轻渐重，边按边揉，使酸胀感扩散到眼区，约2分钟。

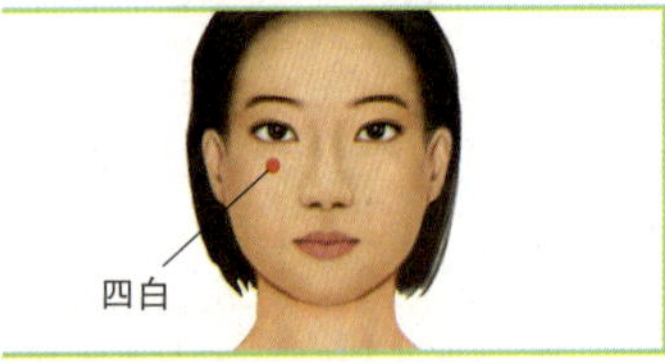

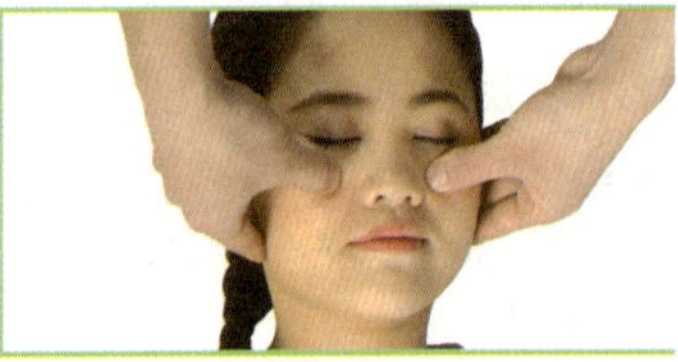

massage.03

按揉太阳穴

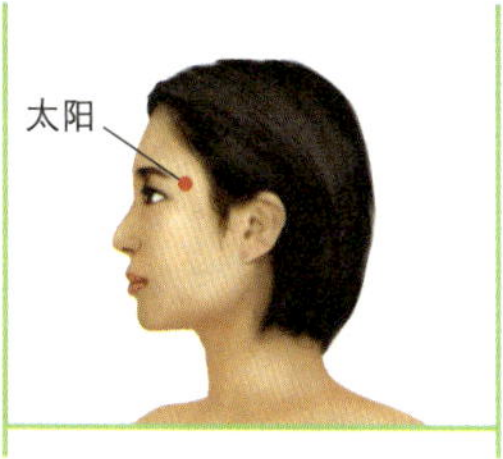

【位置】在头侧，眉梢与眼外角延续交叉处，向后约 1 横指的凹陷中。

【按摩方法】双手食指指腹分别按于两侧太阳穴，顺时针按揉 2 分钟。

massage.04

按揉鱼腰穴

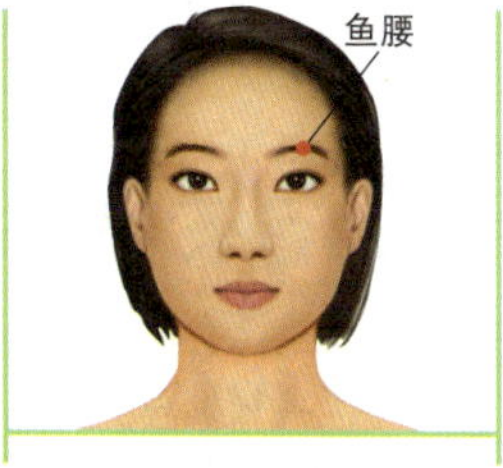

【位置】瞳孔直上，眉毛连线的中点。

【按摩方法】双手中指指腹分别按于两侧鱼腰穴上，顺时针按揉 2 分钟，手法轻柔，以局部酸胀为佳。

massage.05

按揉风池穴

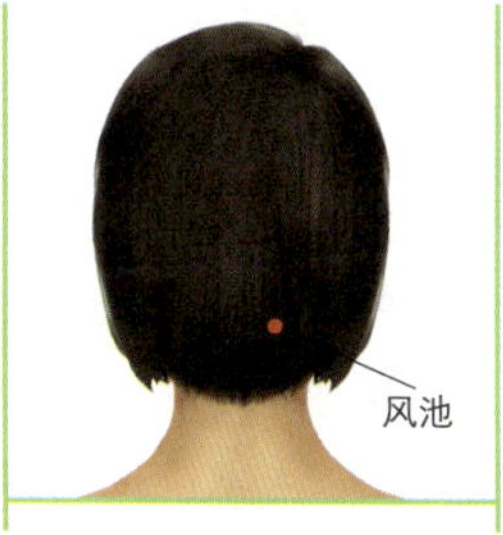

【位置】颈后发际的两边大筋外侧凹陷处。

【按摩方法】取端坐位，将两手拇指指腹分别放于两侧风池穴处，其余四指抱头，顺时针按揉2分钟，由轻渐重，点按半分钟。

massage.06

掐揉光明穴

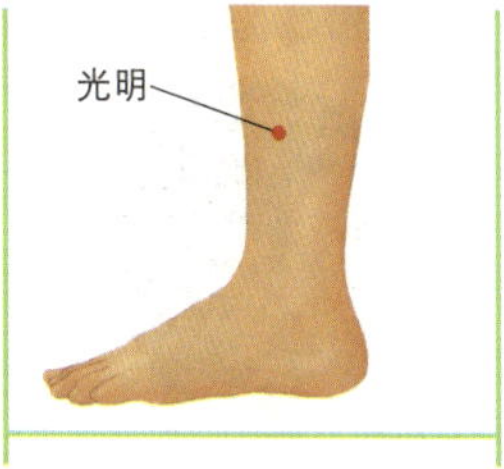

【位置】外踝上 5 寸，小腿外侧骨前缘。

【按摩方法】仰靠将腿伸直，双手分别置于两侧光明穴处，先掐揉 2 分钟，再点按半分钟。

Massage 耳鸣、耳痛

耳鸣是指在没有任何外界刺激的情况下所产生的异常声音感觉。主要症状表现为患者会听到外界并不存在的声音，有的如细雨沙沙，有的如洪水暴发，极大地影响了人们的正常生活。耳痛最主要的原因是耳朵发炎。

按摩主穴

massage.01

按揉听宫穴、翳风穴

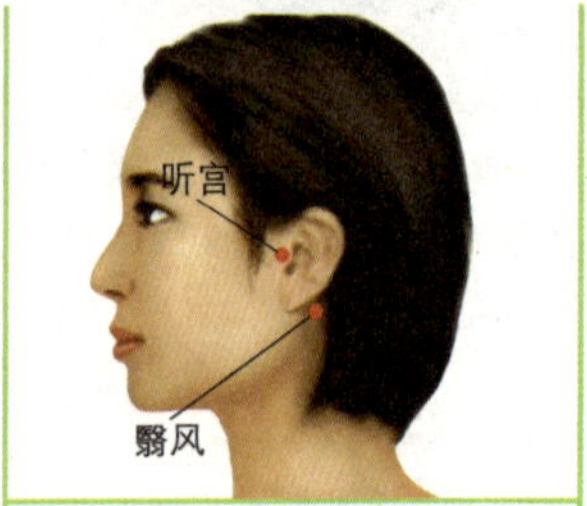

【位置】听宫穴位于耳珠张口凹陷处；翳风穴位于耳垂后的凹陷中间。

【按摩方法】用两手拇指按在左右翳风穴上，食指按在听宫穴上，顺、逆时针各按揉 2 分钟。

massage.02

点按耳和髎穴

【位置】耳门前上方，鬓发后缘，平耳郭根的前方。

【按摩方法】取仰位，按摩者坐于被按摩者头后，用双手拇指相对，同时轻轻用力按住耳和髎穴半分钟，然后顺时针揉约 2 分钟，以局部有酸胀感为佳。

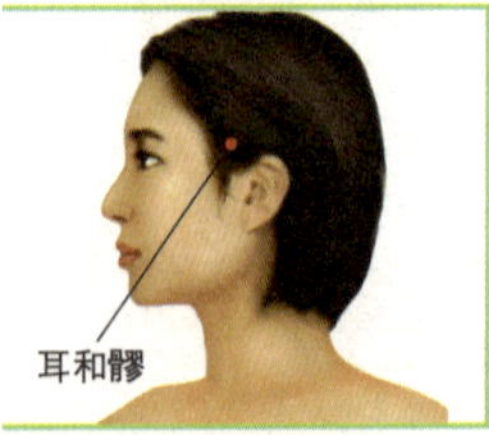

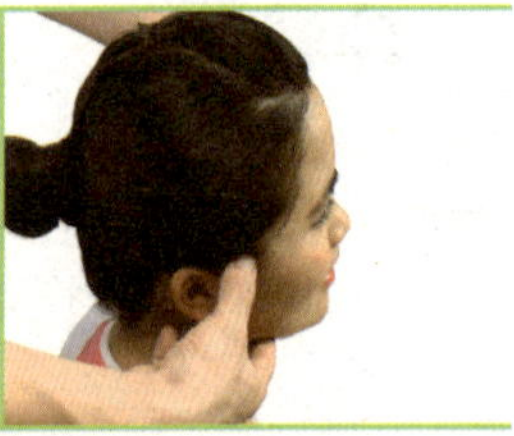

massage.03

按揉耳门穴

【位置】在耳屏前上方，张口时呈现凹陷处。

【按摩方法】被按摩者取仰卧位，微微张口，按摩者坐于被按摩者头后，用双手拇指相对，同时轻轻用力按压耳门穴半分钟，然后自上而下推耳前 18 次，以局部有酸胀感为佳。

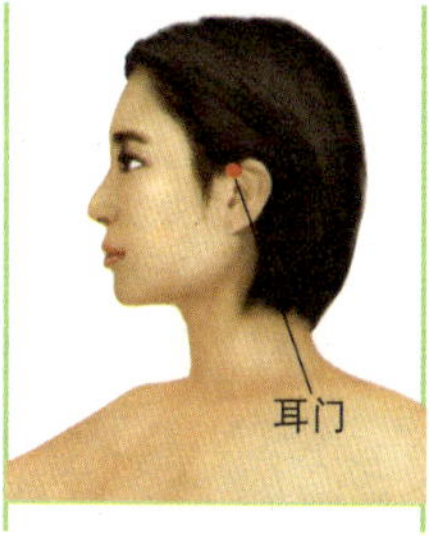

massage.04

按揉太溪穴

【位置】内脚踝正后方凹陷中。

【按摩方法】按摩者用手握住被按摩者的脚踝，用拇指指腹顺时针方向按揉太溪穴约 2 分钟，逆时针方向按揉约 2 分钟，以局部有酸胀感为佳。

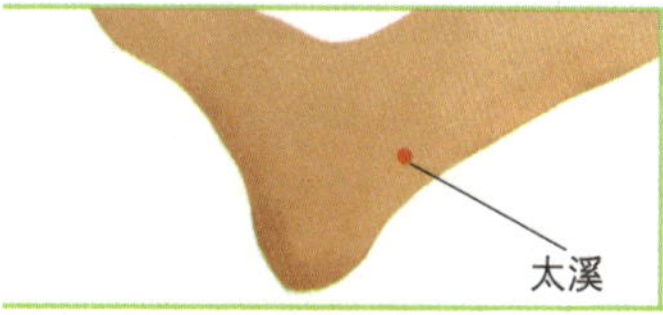

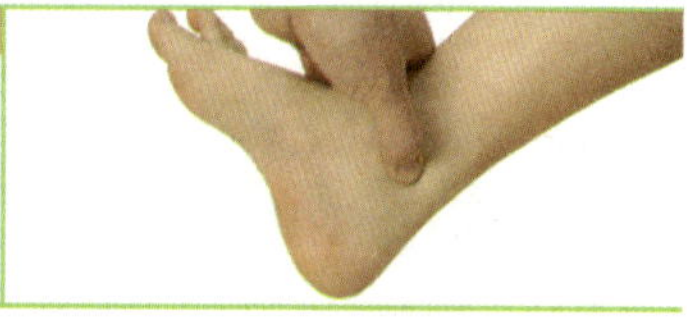

辅助穴位

- 头面部：听会
- 腰部：肾俞、肓俞
- 上肢：合谷、内关
- 下肢：复溜、三阴交

小贴士

按摩时在听宫、听会、翳风、耳门穴上滴香精油 2 滴，能清醒耳目，缓解耳鸣、耳痛。

局部按摩

按摩头部：被按摩者取仰卧位，颈下垫薄枕，按摩者坐于其头侧，点按其耳朵周围的穴位后，双手在被按摩者耳朵周围发鬓处，由前向后捋按36次；再从耳尖向耳垂方向按揉耳郭36次。

Massage

心悸

心悸是自觉心跳加快且很强，并伴有心前区不适感，有心脏跳动异常快速，或者不规则等现象。主要症状有心中急剧跳动、惊慌不安、不能自主等，易引起病毒性心肌炎。

按摩主穴

massage.01

指推膻中穴

【位置】在胸部正中线上，两乳头连线与胸骨中线的交点。

【按摩方法】取仰卧位，用拇指自下而上推膻中穴约 2 分钟，以胀麻感向胸部发散为佳。

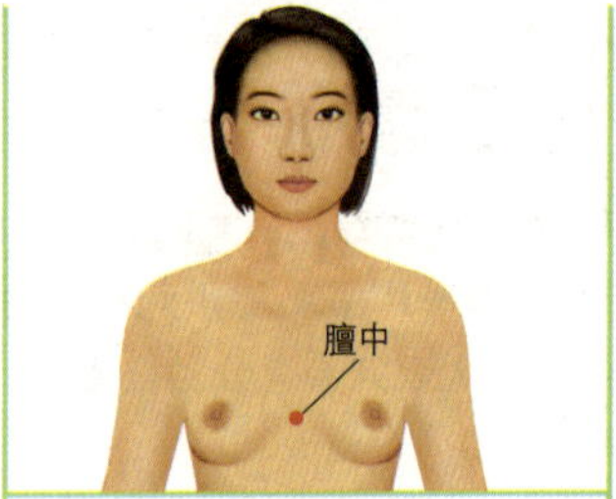

massage.02

按揉厥阴俞穴

【位置】肩胛骨内侧，第 4 胸椎棘突下旁开 2 横指处。

【按摩方法】被按摩者取坐位或俯卧位，按摩者双手拇指顺时针方向按揉厥阴俞穴约 2 分钟，然后逆时针方向按揉 2 分钟，揉至局部发热为佳。

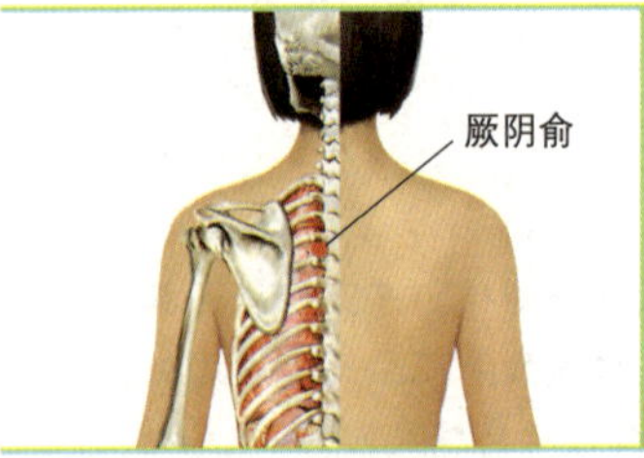

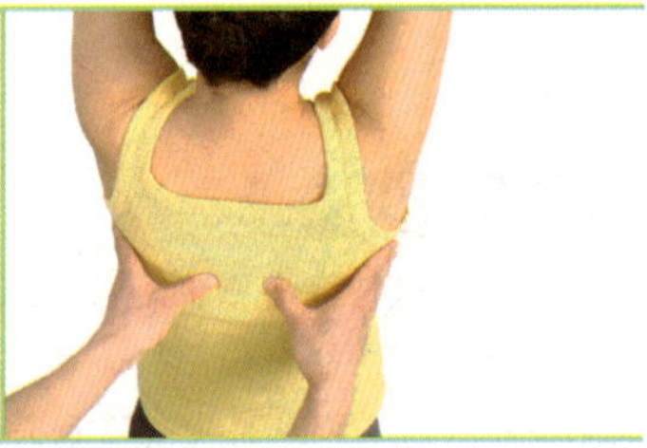

massage.03

按揉心俞穴

【位置】肩胛骨内侧，第 5 胸椎棘突下旁开 2 横指宽处。

【按摩方法】被按摩者取俯卧位，按摩者站于一旁，双手拇指顺、逆时针方向各按揉心俞穴 2 分钟，以局部感觉酸胀、发热为佳。

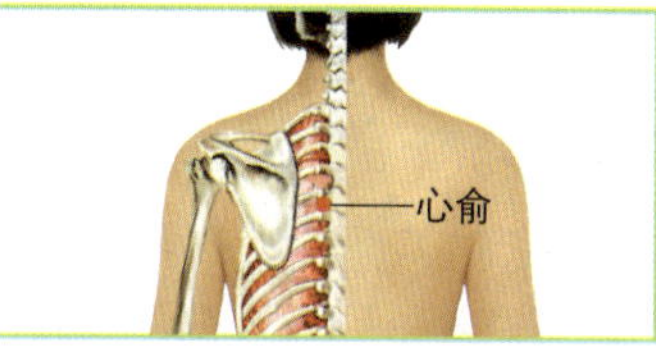

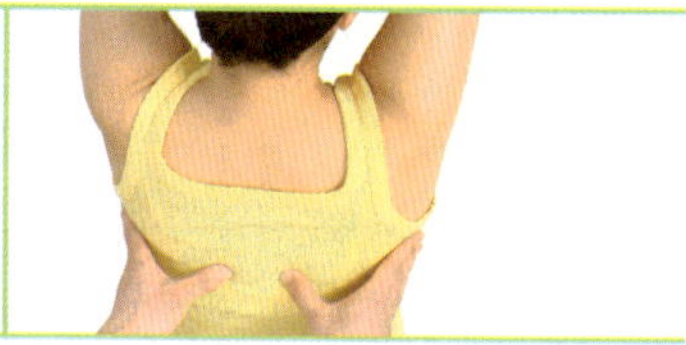

massage.04

指掐神门穴

【位置】掌心向上，腕关节靠小指侧之腕横纹上。

【按摩方法】按摩者用一手拇指掐住被按摩者神门穴约 1 分钟，至感觉酸胀为止，左右手交替进行。

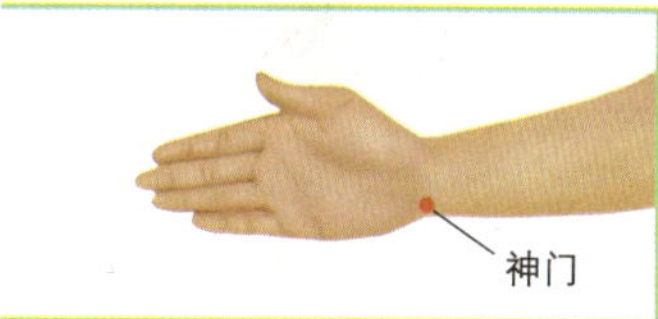

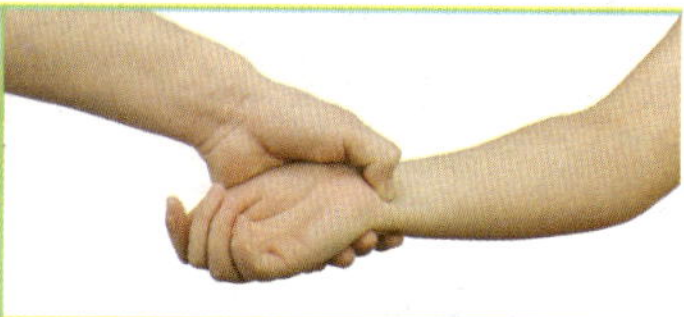

massage.05

点按内关穴

【位置】手臂的内侧中间，腕横纹上约 3 横指宽处。

【按摩方法】按摩者用右手托住被按摩者前臂，左手拇指点按内关穴 2 分钟，以酸胀感向腕部和手发散为佳。

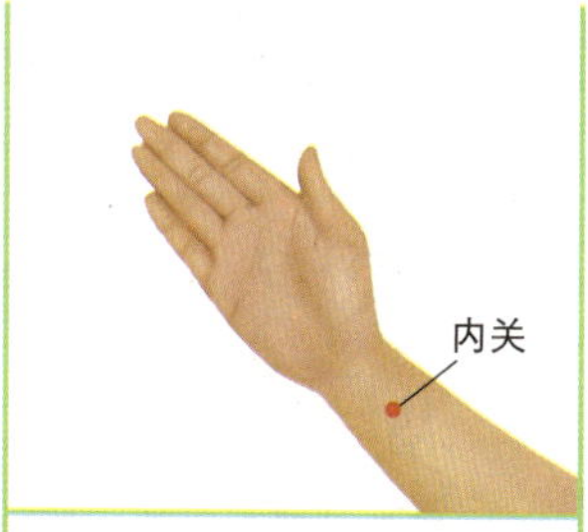

Massage 慢性肝炎

慢性肝炎是指由病毒感染等原因引起，病程持续6个月以上的肝脏慢性炎症。慢性迁延性肝炎患者常见症状为乏力、食欲不振、肝区轻微疼痛，偶尔出现黄疸、肝脏轻度肿大。慢性活动性肝炎患者症状为乏力、厌食、腹胀、肝区痛等，中、重度黄疸，肝大，脾脏常可触及，肝病面容，有蜘蛛痣及肝掌。

按摩主穴

massage.01

按揉肝俞穴

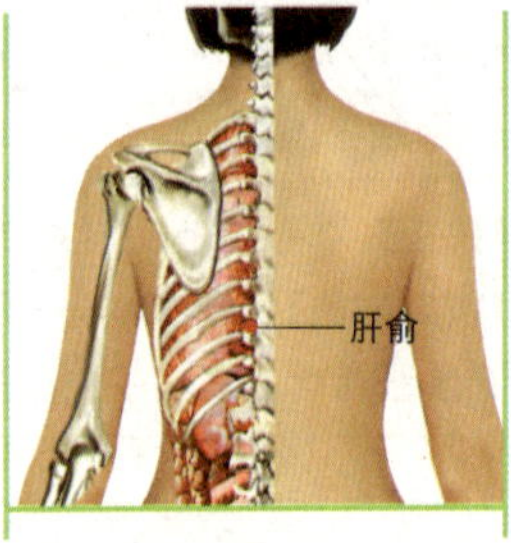

【位置】背部，在第 9 胸椎棘突下旁开 2 横指宽处。

【按摩方法】取俯位，双手拇指先顺时针按揉约 2 分钟，再逆时针按揉约 2 分钟，以局部有酸胀感为宜。

massage.02

按揉脾俞穴

【位置】背部，第 11 胸椎棘突下旁开 2 横指宽处。

【按摩方法】被按摩者俯卧，按摩者两手拇指按在左右两脾俞穴位上，按揉约 2 分钟，以局部有酸胀感为佳。

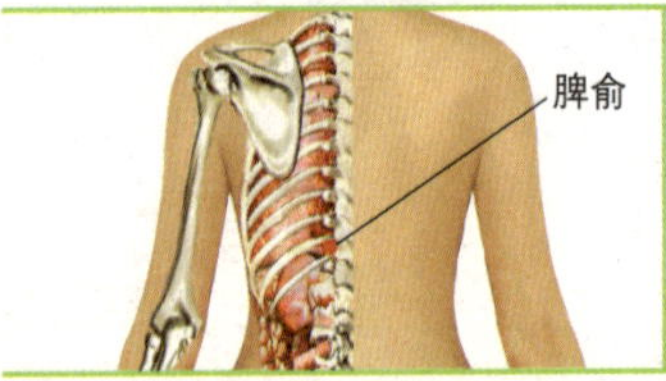

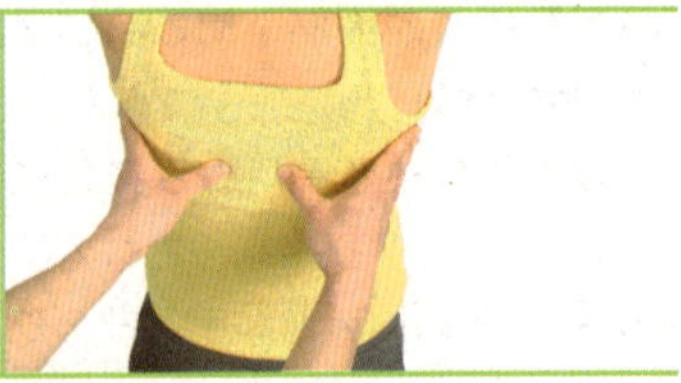

massage.03

点揉期门穴

【位置】乳头直下约 3 横指宽处的肋间隙。

【按摩方法】被按摩者仰卧，按摩者用双手拇指点揉期门穴约 3 分钟，以局部感到酸胀为佳。

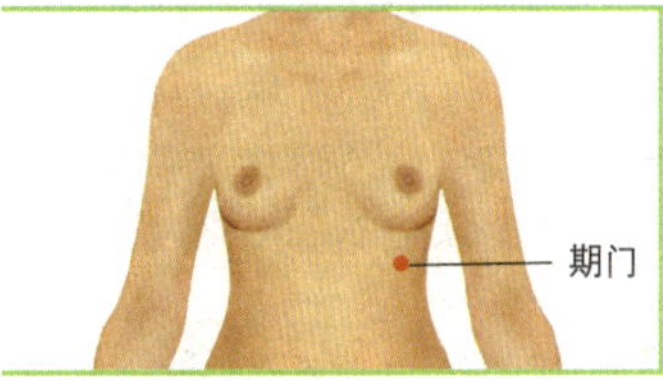

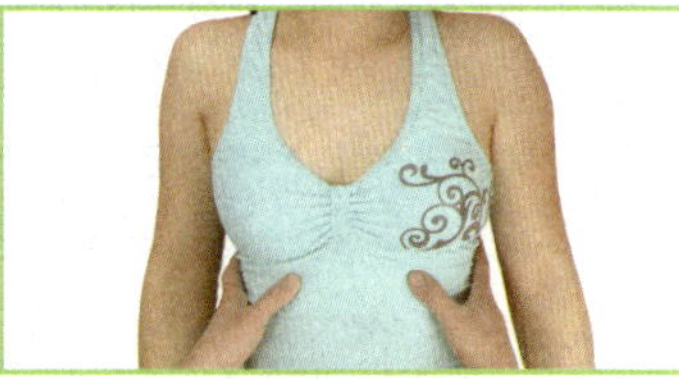

massage.04

点按阳陵泉穴

【位置】膝盖斜下方，小腿外侧腓骨小头前下方凹陷中。

【按摩方法】被按摩者仰卧或侧卧，按摩者用大拇指顺时针方向按揉阳陵泉穴约 2 分钟，然后逆时针方向按揉约 2 分钟，以酸胀感向小腿前外侧发散为佳。

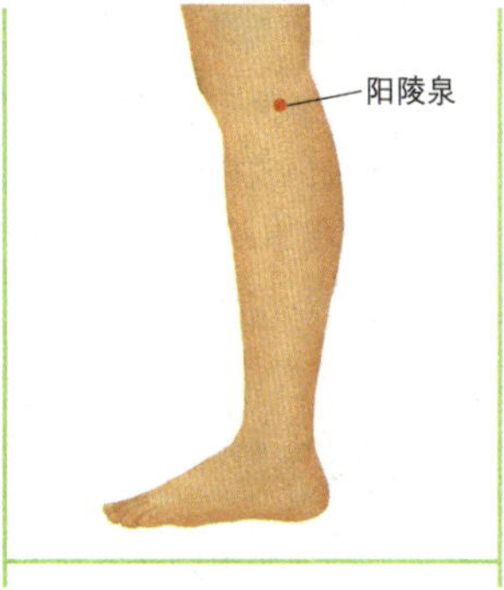

massage.05

按揉足三里穴

【位置】胫骨外侧，在膝盖下方约 4 横指宽处。

【按摩方法】被按摩者平躺或膝盖稍屈曲，按摩者用拇指顺时针方向按揉足三里穴约 2 分钟，然后逆时针方向按揉约 2 分钟，以局部感到酸胀为佳。

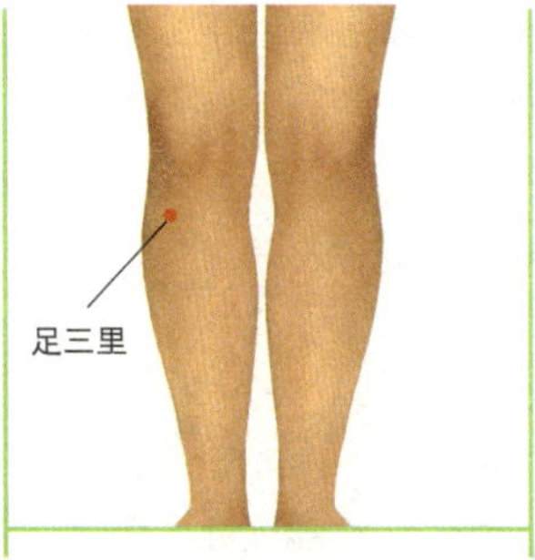

Massage

消瘦

消瘦是指体重低于标准体重10%以上。主要原因有：消化系统疾病、糖尿病、甲状腺功能亢进、肝炎、肾病等许多疾病，体质、遗传因素，饮食及生活习惯不科学等。消瘦者通常表现为体形瘦削，皮下脂肪少；严重者全身肌肉萎缩，胸部肋骨清晰可见，四肢骨关节显露。

按摩主穴

massage.01

按揉中脘穴

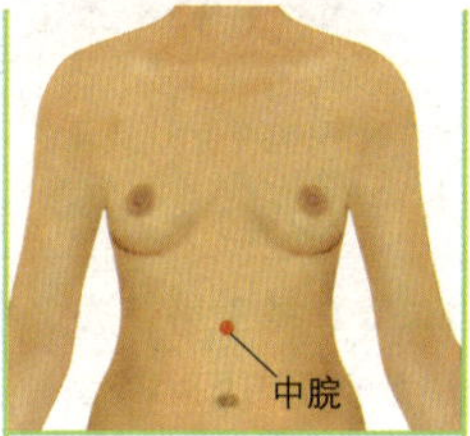

【位置】在胸骨下端和肚脐连接线中点处。

【按摩方法】被按摩者平躺，按摩者用拇指或中指按压中脘穴约半分钟，然后顺时针方向按摩约2分钟。

massage.02

按揉天枢穴

【位置】肚脐两侧约3横指宽处。

【按摩方法】被按摩者仰卧，按摩者用拇指或中指按压天枢穴约半分钟，然后顺时针方向按摩约2分钟，以局部感到酸胀并向腹部发散为佳。

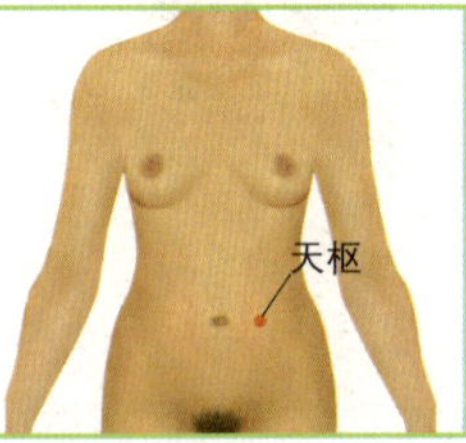

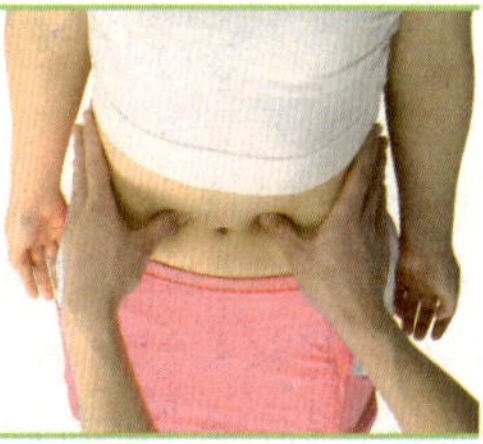

massage.03

点按关元穴

【位置】从肚脐到耻骨上方画一线，将此线 5 等分，从肚脐往下 3/5 处取穴。

【按摩方法】被按摩者仰卧，按摩者站于一侧，用拇指或中指点按关元穴 1 分钟，以局部有酸胀感为宜。

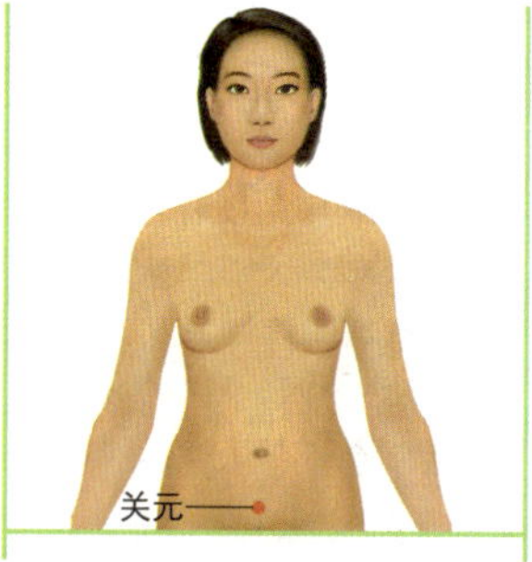

massage.04

点按足三里穴

【位置】胫骨外侧，在膝盖下方约 4 横指宽处。

【按摩方法】被按摩者平躺或膝盖稍屈曲，按摩者用拇指顺时针方向按揉足三里约 2 分钟，然后逆时针方向按揉约 2 分钟，以局部感到酸胀为佳。

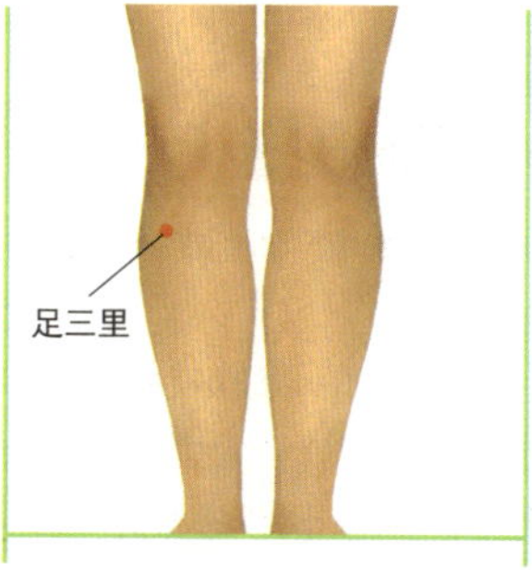

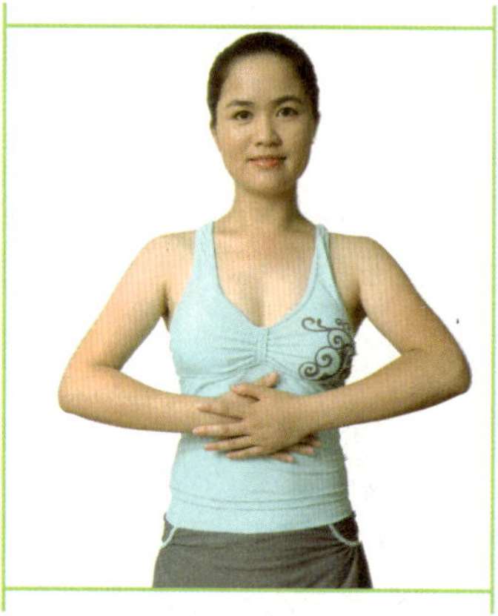

辅助穴位

- 腹部：上脘、梁门、神阙
- 背部：脾俞、胃俞、肾俞
- 下肢：血海、三阴交

局部按摩

按摩腹部：被按摩者仰卧，按摩者用一手手掌或双手重叠紧贴其肚皮，分别在上腹部、肚脐和下腹部顺时针方向按揉60次，至腹部微微发热为佳。

Massage 慢性腹泻

腹泻指大便次数增多、粪质稀溏、水分增加的症状，分急性和慢性两类。慢性腹泻指病程在两个月以上或间歇期在2～4周内的复发性腹泻。主要症状为大便次数增多，大便中夹带没有完全消化的食物，严重的大便泻下如水。慢性腹泻病虽不大，但反复复发也会对身体造成很大的损伤。

按摩主穴

massage.01

按揉脾俞穴

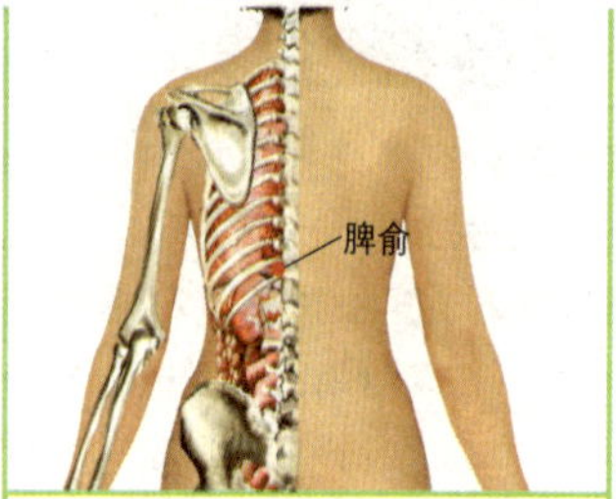

【位置】第 11 胸椎棘突下旁开 2 横指处。

【按摩方法】取俯卧位，用两手拇指按在左右脾俞穴位上（其余四指附着在肋骨上），按揉约 2 分钟。

massage.02

点按中脘穴

【位置】胸骨下端和肚脐连接线中点处。

【按摩方法】被按摩者取仰卧位，按摩者用拇指或中指点按中脘穴半分钟，顺时针方向揉 2 分钟。

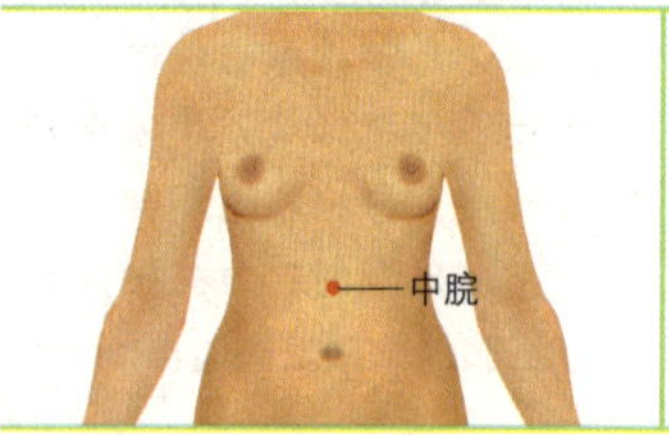

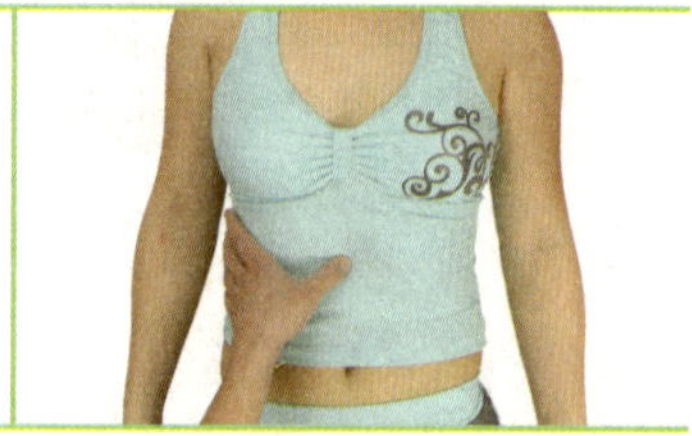

massage.03

按揉天枢穴

【位置】肚脐两侧约 3 横指宽处。

【按摩方法】被按摩者仰卧，按摩者用拇指顺时针方向按揉天枢穴半分钟，然后逆时针方向按揉 2 分钟，以局部感到酸胀并向整个腹部发散为好。

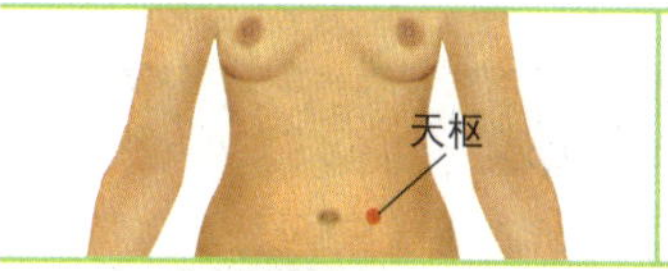

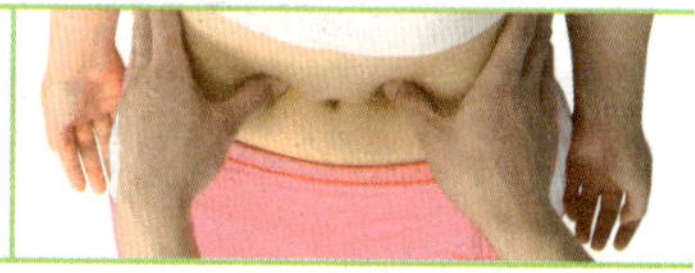

massage.04

按揉气海穴

【位置】肚脐直下约 2 横指宽处。

【按摩方法】被按摩者仰卧，按摩者用拇指或中指顺时针方向按揉气海穴 2 分钟，然后逆时针方向按揉 2 分钟或用艾条对准气海穴熏到微微发热、皮肤有红晕为止。

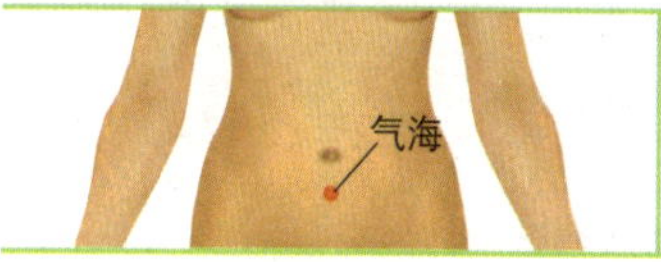

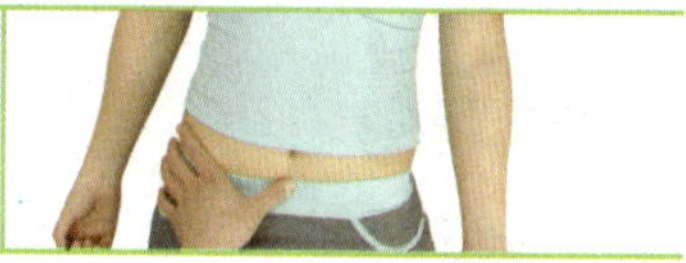

massage.05

按揉关元穴

【位置】从肚脐到耻骨上方画一线，将此线 5 等分，从肚脐往下 3/5 处。

【按摩方法】被按摩者仰卧，按摩者站于一侧，先顺时针方向按揉关元穴 2 分钟，然后逆时针方向按揉 2 分钟，以局部有酸胀感为佳。

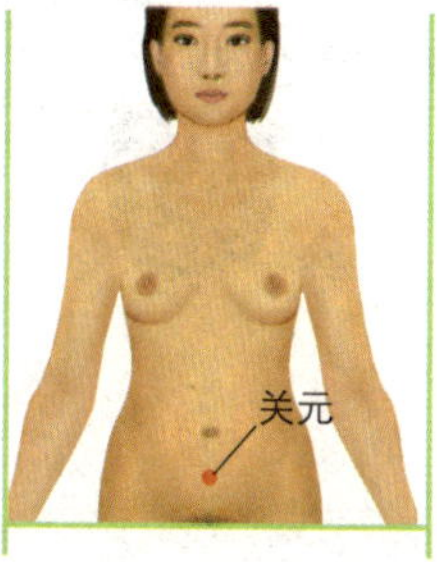

Massage 颈椎病

颈椎病是长期低头工作人群的高发病。由于长期低头，颈部肌肉疲劳，颈椎逐渐开始退变，出现各种症状。主要症状是颈部疼痛、感觉发木，有的人会有头晕、恶心的症状。颈椎病是上班族的多发病，虽然按摩可以有效缓解症状，但是一旦出现四肢无力的情况，还是需要马上就医。

按摩主穴

massage.01

揉捏风池穴

【位置】颈后两侧枕骨下方，发际的两边大筋外侧凹陷处。

【按摩方法】取坐位，一手扶住被按摩者前额，另一手用拇指和食指分别置于风池穴揉捏半分钟，以局部有酸胀感为佳。

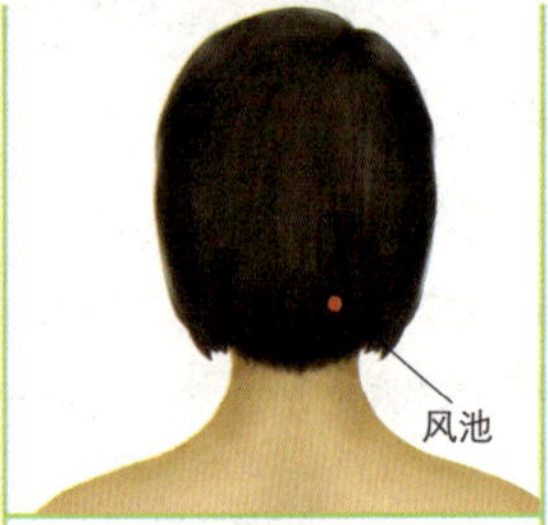

massage.02

按揉肩井穴

【位置】后颈根部第 7 颈椎与肩峰之间的中点。

【按摩方法】被按摩者坐位，按摩者用双手拇指按压肩井穴约 1 分钟，然后按揉约 2 分钟，以局部感到酸胀为佳。

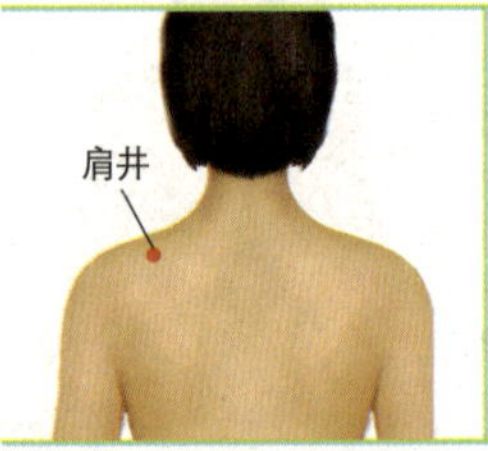

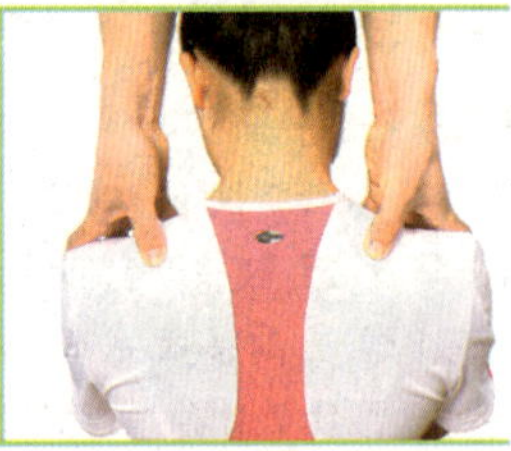

massage.03

按揉天宗穴

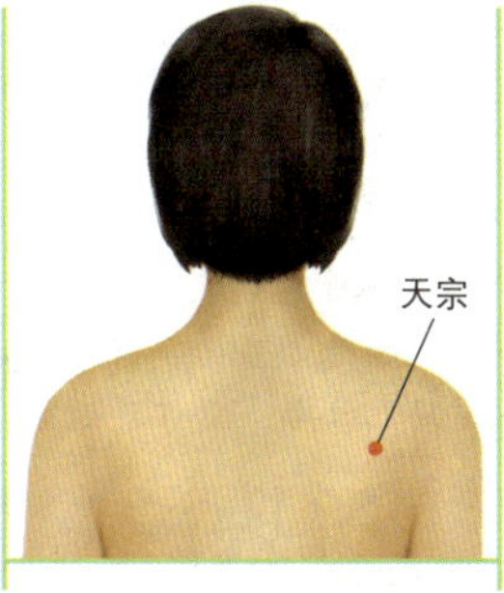

【位置】两手食指、中指、无名指、小指搭在被按摩者肩膀上，拇指自然向下，拇指指端所指部位。

【按摩方法】取坐位或俯卧，按摩者两手拇指先顺时针方向轻轻按揉天宗穴 1 分钟，然后逆时针方向按揉 1 分钟。

massage.04

掐揉曲池穴

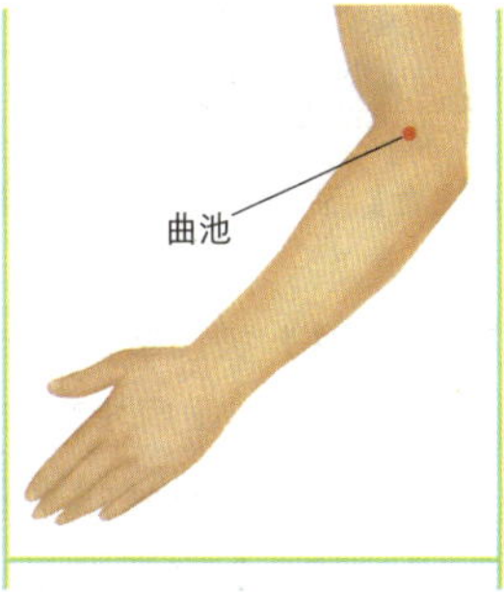

【位置】屈曲肘关节，在肘横纹的外侧头。

【按摩方法】按摩者左手托住被按摩者手臂，用右手拇指顺时针方向按揉曲池穴 2 分钟，然后逆 时针方向按揉 2 分钟，左右手交替，以局部感到酸胀为佳。

massage.05

掐揉合谷穴

【位置】手背部，拇指与食指的根部交接处，肌肉最高点。

【按摩方法】按摩者可以用一手拇指指腹掐揉被按摩者合谷穴 30 次，两手交替，以局部感到酸胀为宜。

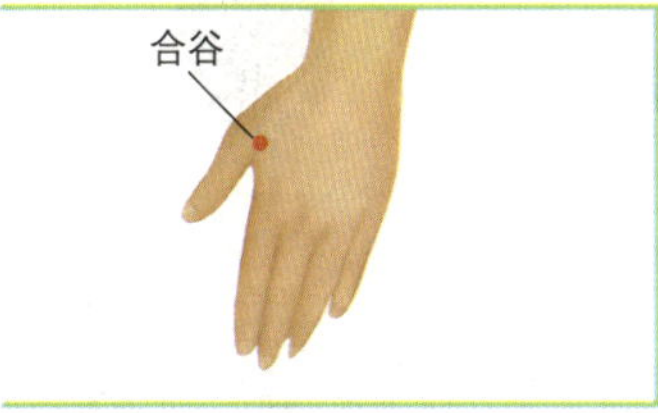

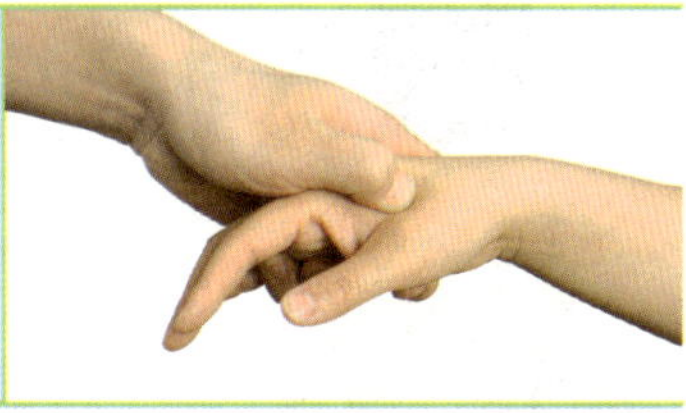

Massage

肩周炎

肩周炎是中老年人群中的常见病，又叫作“五十肩”、“漏肩风”等，常常是由于劳累或肩膀受凉后出现。症状主要表现为肩关节周围疼痛，逐渐出现肩关节活动不利，不能后背、上举等动作，睡觉时疼痛加重。

按摩主穴

massage.01

按揉肩井穴

【位置】后颈根部第 7 颈椎与肩峰之间的中点。

【按摩方法】被按摩者取坐位，按摩者用双手拇指按压肩井穴约 1 分钟，然后按揉约2分钟，以局部感到酸胀为佳。

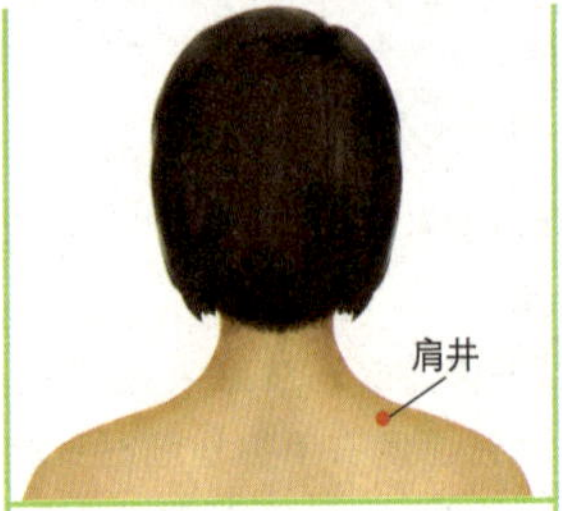

massage.02

按揉肩贞穴

【位置】肩关节后下方，手臂内收时，腋后纹头上 1 大拇指宽处。

【按摩方法】被按摩者取坐位，按摩者站于被按摩者肩膀疼痛一侧，大拇指顺时针按揉肩贞穴 2 分钟，然后逆时针按揉 2 分钟，以局部感到酸胀为佳。

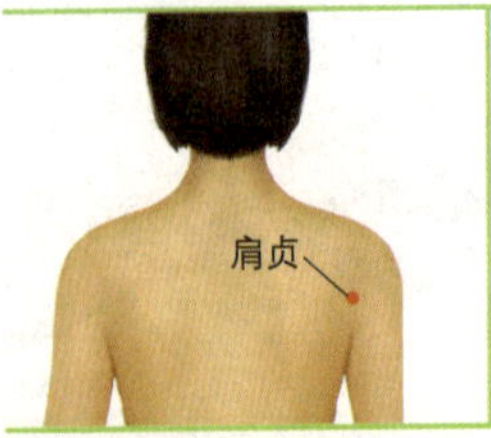

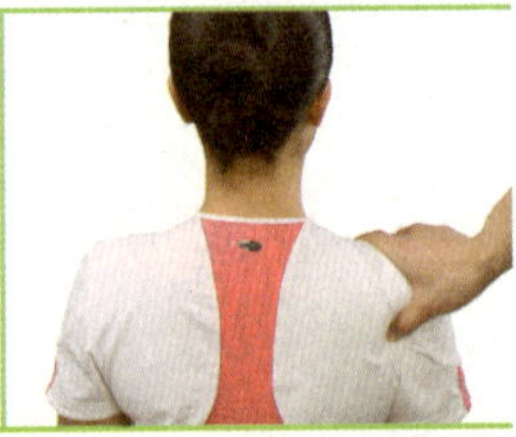

massage.03

按揉肩髃穴

【位置】上臂外展 90°，在肩部最高点前下缘的凹陷处。

【按摩方法】取坐位，按摩者大拇指顺时针按揉肩髃穴约 2 分钟，然后逆时针方向按揉约 2 分钟，以局部感到酸胀为佳。

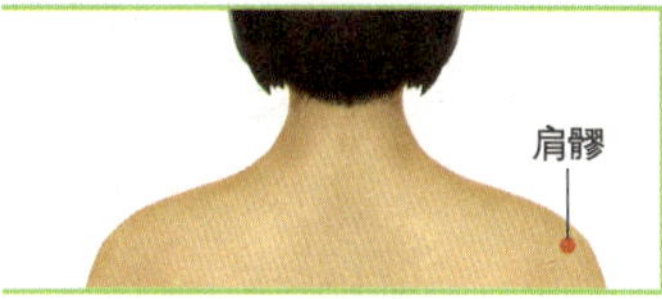

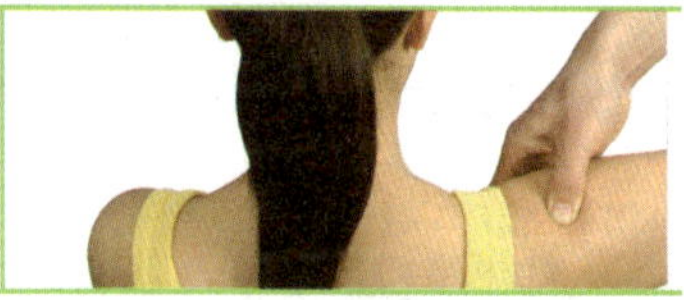

massage.04

按揉曲池穴

【位置】屈曲肘关节，在肘横纹的外侧头。

【按摩方法】按摩者左手托住被按摩者手臂，用右手拇指顺时针方向按揉曲池穴 2 分钟，然后逆时针方向按揉 2 分钟，左右手交替，以局部感到酸胀为佳。

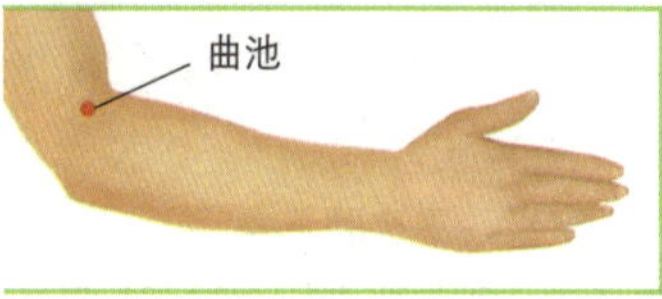

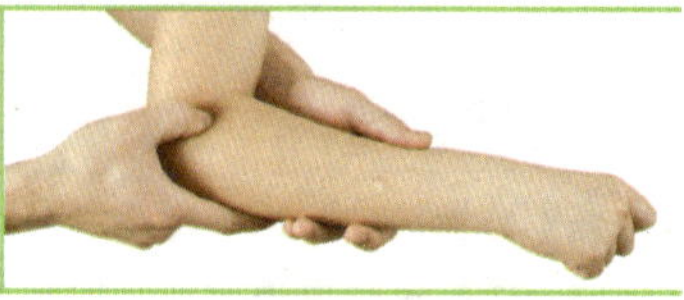

massage.05

按揉条口穴

【位置】小腿外侧上，从膝关节前下方小骨突起到外踝连线的中点。

【按摩方法】按摩者用拇指或食指顺时针方向按揉条口穴 2 分钟，然后逆时针方向按揉 2 分钟，以局部感到酸胀为佳。

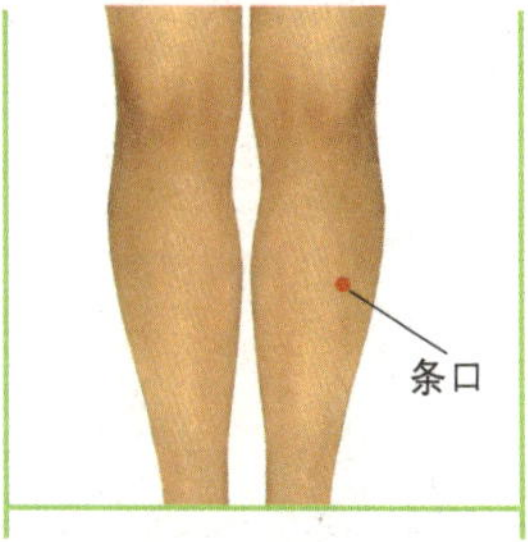

Massage 风湿痛

风湿痛主要是风湿性关节炎的症状，主要表现为关节肿胀变大、疼痛明显。关节炎发作的时候关节皮肤红肿、发热、关节疼痛明显。

按摩主穴

massage.01

按揉大椎穴

【位置】第 7 颈椎下缘，鼓起最明显的骨头下缘。

【按摩方法】被按摩者取坐位，低头，按摩者用大拇指顺时针、逆时针各按揉大椎穴 2 分钟，以局部感到酸胀为佳。

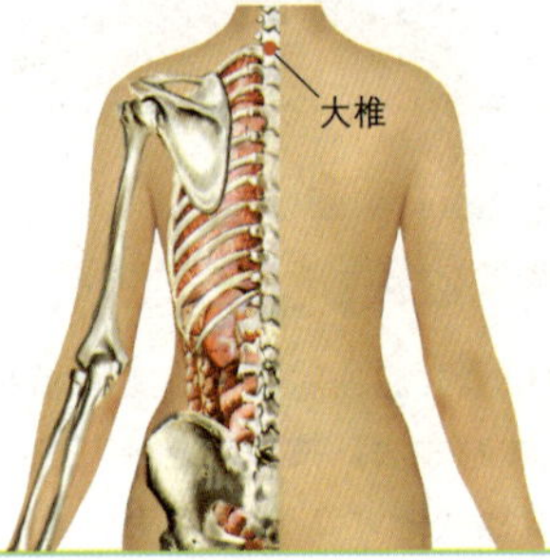

massage.02

按揉膈俞穴

【位置】背部，第 7 胸椎棘突下旁开 2 横指，平肩胛下角。

【按摩方法】被按摩者俯卧，按摩者站于一侧，两手拇指顺时针方向按揉两侧膈俞穴 2 分钟，再逆时针方向按揉 2 分钟，以局部有酸胀感为宜。

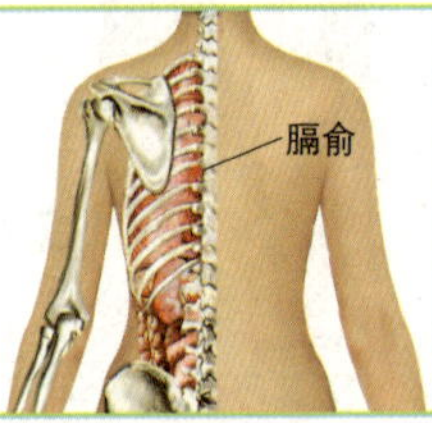

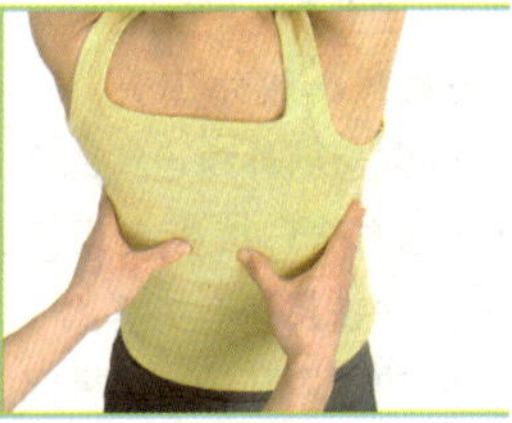

massage.03

按揉曲池穴

【位置】屈曲肘关节，肘横纹外侧头。

【按摩方法】左手托住被按摩者手臂，右手拇指顺、逆时针各按揉曲池穴 2 分钟，以局部酸胀为佳。

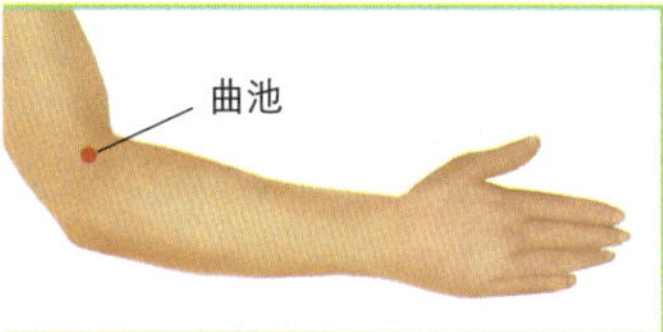

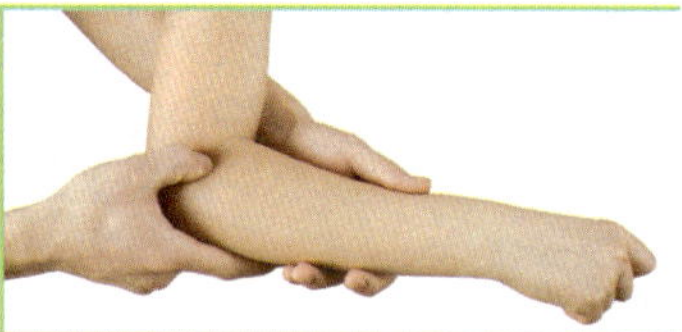

辅助穴位

- 肩关节：肩髃、肩髎
- 肘关节：手三里、天井
- 腕关节：外关、阳池
- 背部：肾俞、腰阳关
- 髋关节：环跳、髀关
- 膝关节：犊鼻、鹤顶
- 踝关节：丘墟、申脉

小贴士

风湿疼痛发作的时候一定要注意保暖、休息，并且补充足量的维生素 C。

风湿痛食疗法：木瓜 10 克，薏米 30 克，粳米 30 克，一起放入锅内，加凉水，大火煲沸后小火炖至薏米酥烂即可食用。喜甜食者可加入白糖 1 勺，宜每日或隔日食用。

局部按摩

按摩上肢：被按摩者仰卧势，两手臂自然伸直置于身体两旁，按摩者可先在右侧用揉法从手背向上沿腕背、前臂至肘关节往返3～5次，然后被按摩者翻掌再以揉法施治，并配合肘、腕、掌指关节的被动运动；在肘、腕部按揉1～2分钟并配合肘关节的伸屈和腕关节的摇动。然后揉、捻被按摩者每一手指关节与掌指关节并配合小关节的摇动，最后再摇肩关节，搓上肢3～5次。

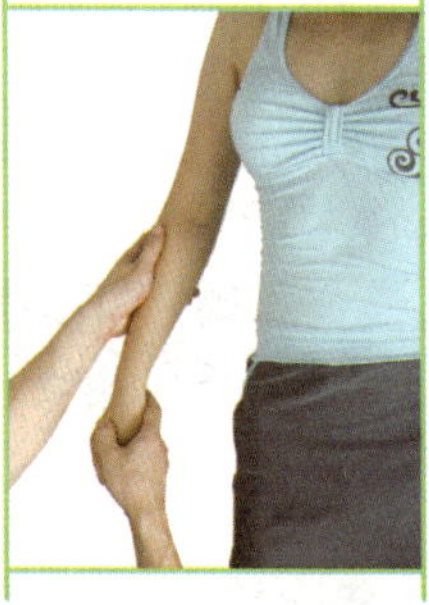

Massage

落枕

落枕主要症状表现为颈项疼痛、僵硬，不能自由旋转，头常向患侧歪斜，有的患者可伴有肩胛骨内上角处疼痛。教你几招简单易行的手法，摆脱落枕困扰，但需要注意的是，如果落枕发作很频繁，就要考虑是否患上了颈椎病。

按摩主穴

massage.01

按揉风池穴

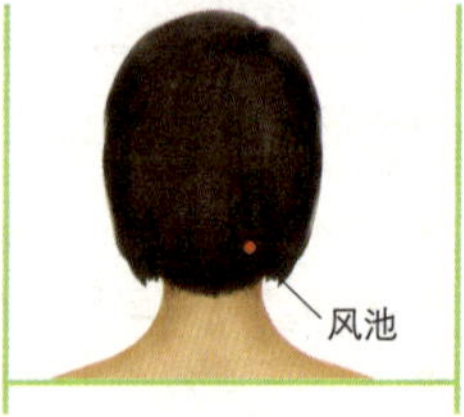

【位置】颈后两侧枕骨下方，发际的两边大筋外侧凹陷处。

【按摩方法】取端坐位，将两手拇指或中指指腹放于两侧风池穴处，由轻渐重点压，然后用揉法做顺时针方向轻揉，直至穴位局部感觉酸胀舒适为度。在按揉过程中，轻轻转动颈部。一般操作2分钟左右。

massage.02

按揉天宗穴

【位置】肩胛骨冈下窝的中央。

【按摩方法】取坐位，主动放松颈部肌肉，用中指在患侧天宗穴上用力按揉2分钟，以肩背有酸胀、上肢发软无力为度。按揉时缓缓转动颈项，转动幅度由小到大。

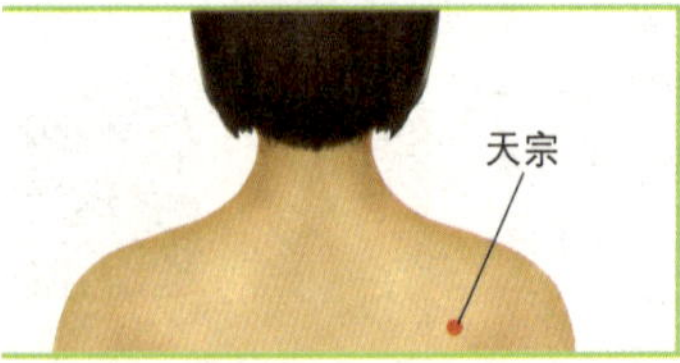

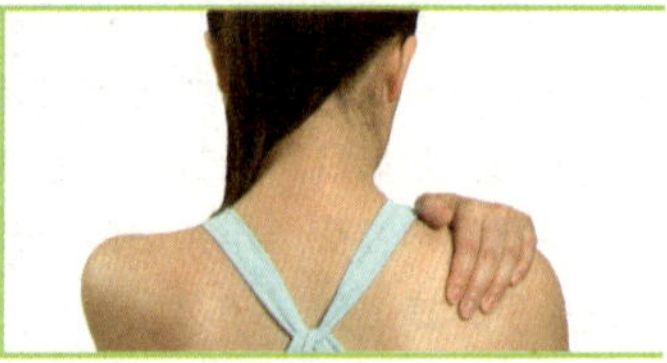

massage.03

按揉肩井穴

【位置】正坐位，在肩上，当大椎穴与肩峰连线的中点取穴。

【按摩方法】取坐位，两手中指分别按于两侧肩井穴，用掌力和指力由轻而重地边拿、边提拨肌肉，同时按揉肩井穴。拿揉次数和时间以肩、项肌肉放松为度。

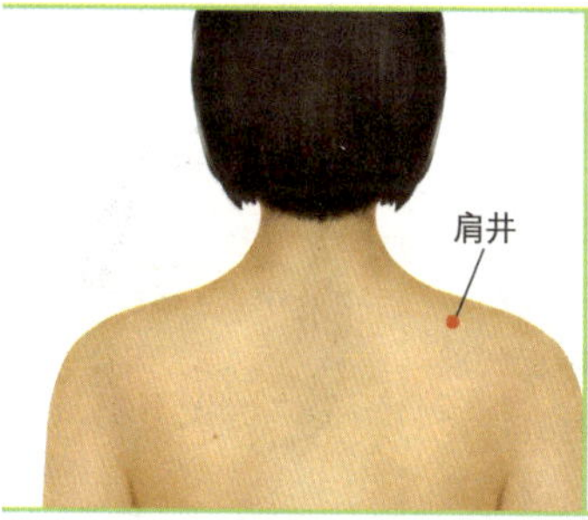

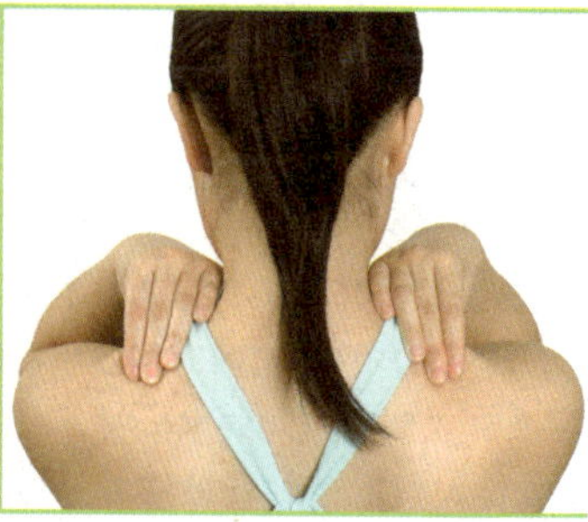

massage.04

按揉后溪穴

【位置】第 5 掌指关节后尺侧，赤白肉际处。

【按摩方法】用拇指甲按于患侧后溪穴上，力量由轻渐重，使酸麻肿胀的感觉向上扩散，一般持续 2 ～ 3 分钟。

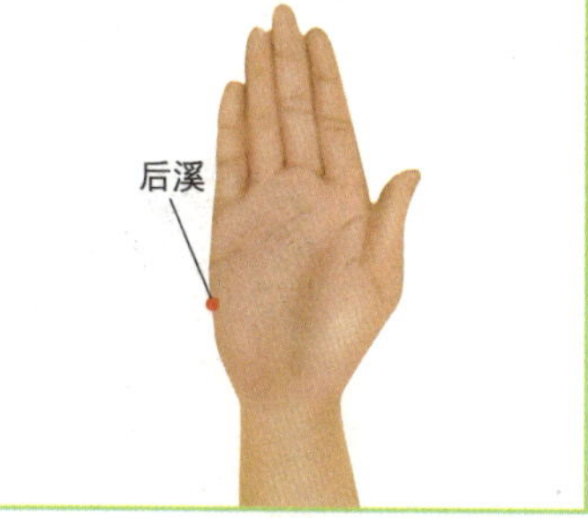

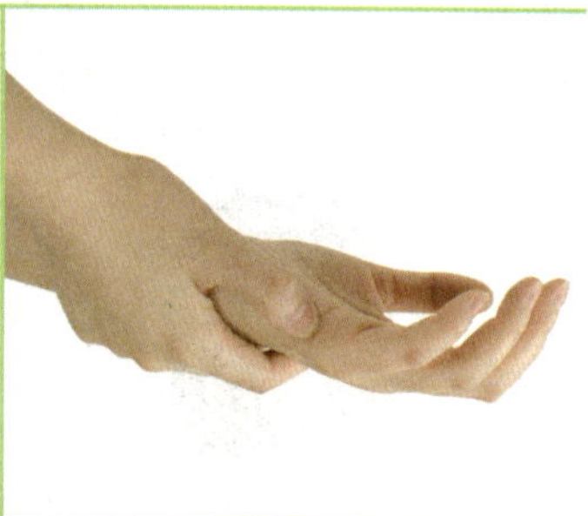

Massage

三叉神经痛

三叉神经痛是指三叉神经分布区域内阵发性剧烈疼痛，包括前额、头皮、眼、鼻等在内的面部神经痛，似电击、刀割或针刺，止痛药无效。

按摩主穴

massage.01

点揉颧髎穴

【位置】眼外角直下方，颧骨下缘凹陷处。

【按摩方法】按摩者同时用双手拇指点按被按摩者双侧颧髎穴约半分钟，顺时针按揉1分钟，然后逆时针按揉1分钟，以局部感到酸胀并向整个面部发散为佳。

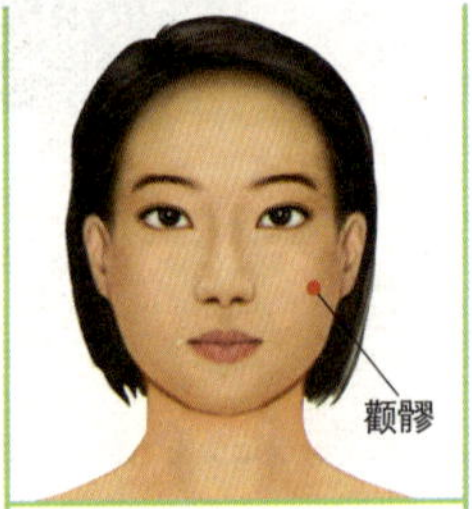

massage.02

点揉下关穴

【位置】在耳前颧弓与下颌切迹所形成的凹陷中，闭口有凹陷，张口即闭。

【按摩方法】按摩者同时用拇指点按被按摩者双侧下关穴约半分钟，顺时针方向按揉1分钟，然后逆时针方向按揉1分钟，以局部感到酸胀并向整个面部发散为佳。

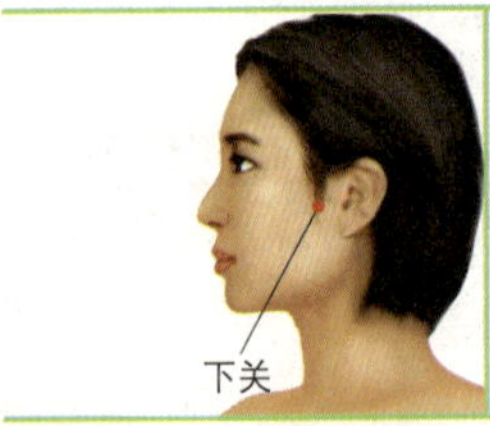

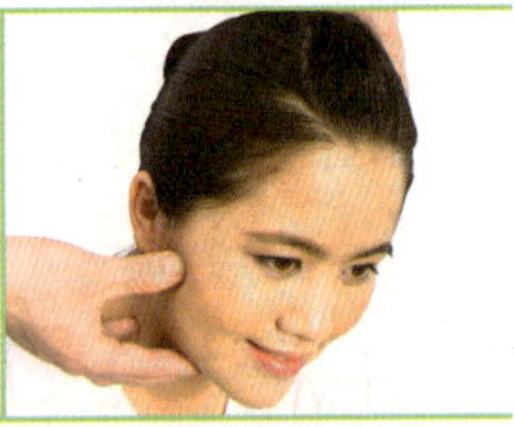

massage.03

点揉颊车穴

【位置】在面部，咬牙时肌肉隆起最高点。

【按摩方法】按摩者同时用双手拇指点按被按摩者双侧颊车穴约半分钟，顺时针方向按揉 1 分钟，然后逆时针方向揉 1 分钟，以局部感到酸胀并向整个面部发散为佳。

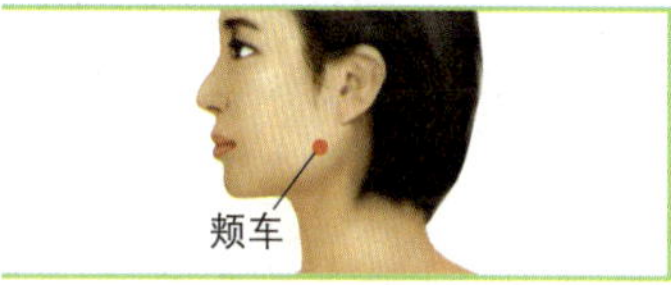

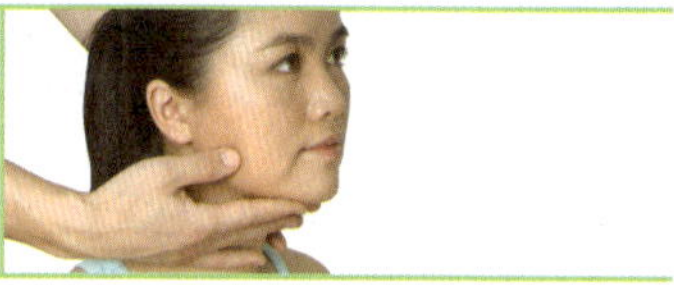

massage.04

掐揉合谷穴

【位置】手背部拇指与食指的根部交接处，肌肉最高点。

【按摩方法】按摩者用一手拇指指腹掐揉被按摩者合谷穴 30 次，以局部感到酸胀为止。

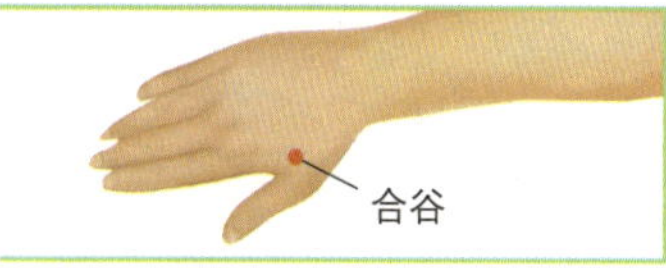

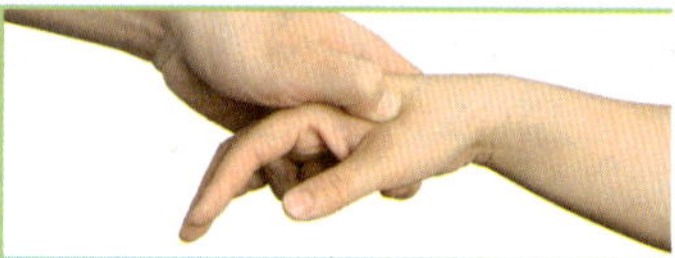

massage.05

点揉外关穴

【位置】在腕横纹上约 3 横指宽处，手臂的外侧正中。

【按摩方法】按摩者用右手托住被按摩者前臂，用左手拇指点按外关穴约 1 分钟，然后顺时针方向按揉约 1 分钟，再逆时针方向按揉约 1 分钟，以酸胀感向腕部和手发散为佳。

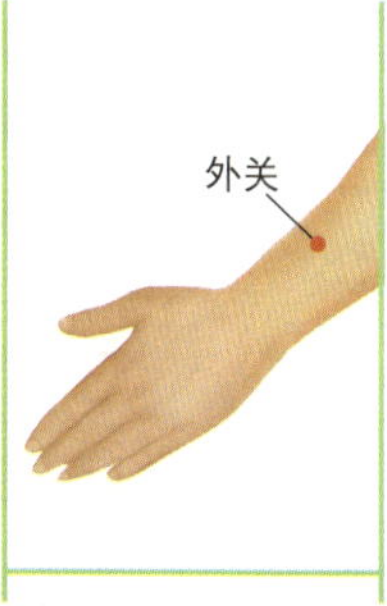

Massage 腕关节扭伤

腕关节扭伤是指腕关节受到外力影响，导致腕关节周围的韧带、肌腱等受到损伤，出现内出血或肌腱的轻微撕裂。主要症状为腕部肿胀、疼痛，损伤的韧带、肌腱等处有压痛，严重时腕关节不能活动。

按摩主穴

massage.01
点按腕骨穴

【位置】手背外侧，第5掌骨基底部，与钩骨之间的凹陷处。

【按摩方法】按摩者拇指点按被按摩者腕骨穴约1分钟，直到感觉酸胀为止，左右手交替进行。

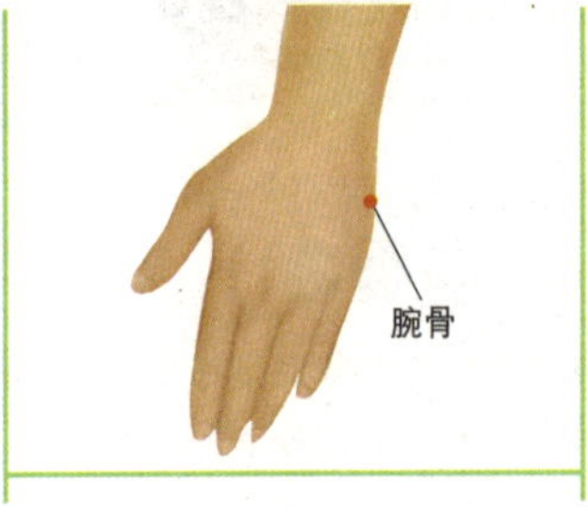

massage.02
点揉阳池穴

【位置】腕背横纹上，背伸腕关节时手背紧张的肌腱外侧缘。

【按摩方法】按摩者一手托住被按摩者手，用另一手食指点按阳池穴半分钟，随即顺时针方向按揉约1分钟，然后逆时针方向按揉约1分钟，以局部感到酸胀为佳。

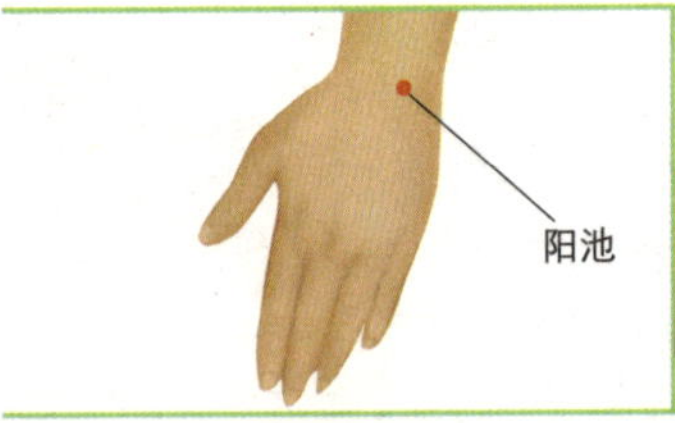

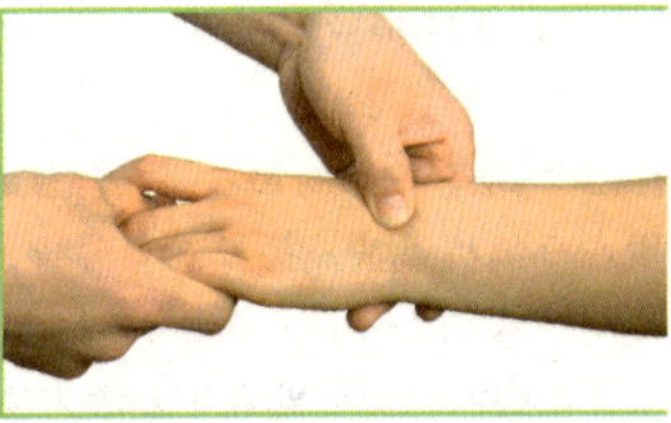

massage.03

点揉阳溪穴

【位置】拇指向上翘起时，腕关节背侧横纹上两根紧张的肌腱之间凹陷处。

【按摩方法】按摩者一手托住被按摩者腕部，用另一手拇指点按阳溪穴半分钟，随即顺时针方向揉约1分钟，然后逆时针方向揉约1分钟。

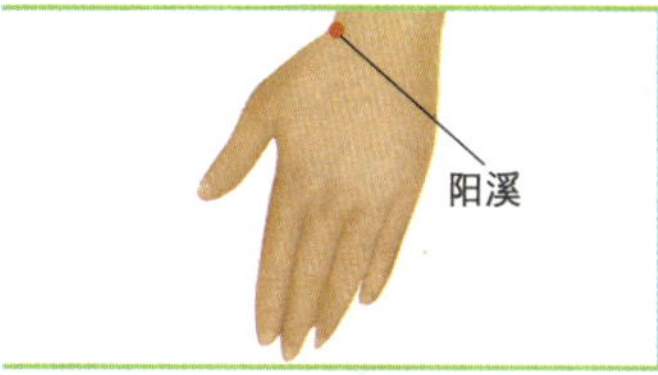

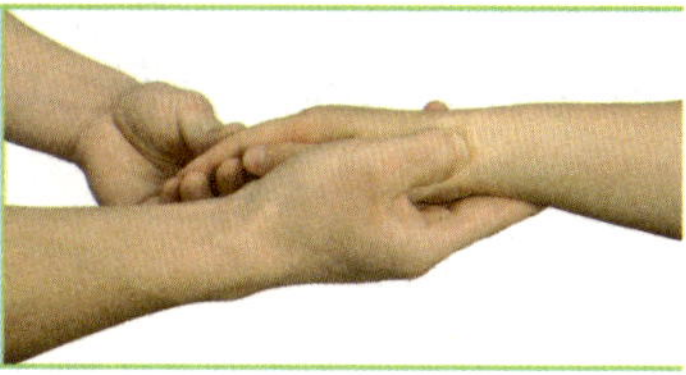

辅助穴位

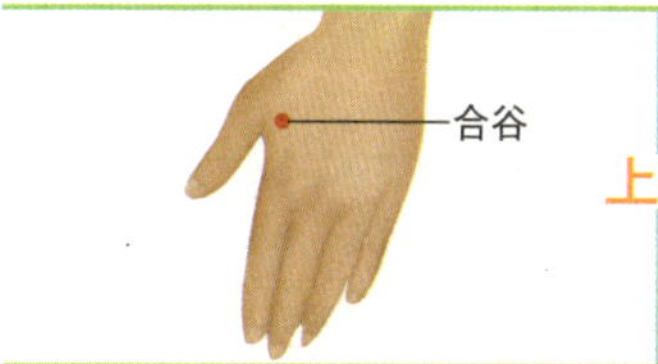

上肢

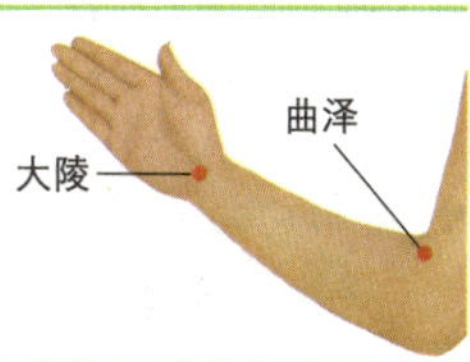

局部按摩

腕部自我捋按：自己用另一手大拇指向手指方向捋按患手腕关节背侧、掌侧以及腕关节内外侧的韧带36次，然后点按疼痛最明显部位2分钟。

小贴士

用腕关节过多的人群容易发生腕部劳损，所以每天用温水泡双腕关节10分钟，边泡边两手互相按揉，可以更好地消除疲劳、缓解酸痛。工作的时候最好佩戴合适的护腕，保护腕关节。

腕关节扭伤注意事项：

1. 手法治疗期间，应适当减少腕部活动，可用“护腕”加以保护。
2. 急性损伤施手法后，用绷带软固定3～5日。
3. 慢性损伤可配合中药熏洗及热敷，加强腕关节的功能锻炼。

踝关节扭伤

Massage

外力作用下，踝关节骤然向一侧活动而超过其正常活动度时，引起关节周围软组织如关节囊、韧带、肌腱等发生撕裂伤，称为踝关节扭伤。轻者仅有部分韧带纤维撕裂，重者可使韧带完全断裂或韧带及关节囊附着处的骨质撕脱，甚至发生踝关节脱位。

按摩主穴

massage.01

点揉太溪穴

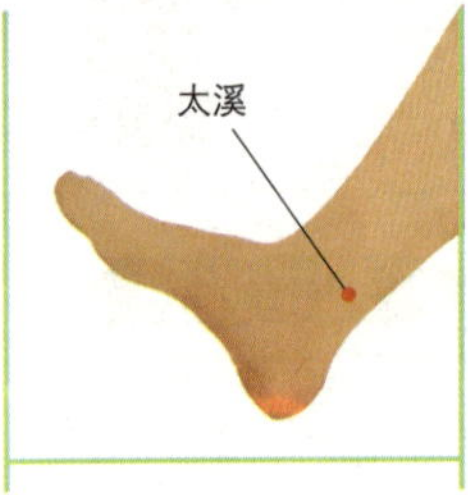

【位置】内踝正后方凹陷中。

【按摩方法】用拇指点压太溪穴约 1 分钟，然后顺时针揉 1 分钟，再逆时针揉 1 分钟，以局部有酸胀感为佳。

massage.02

推按昆仑穴

【位置】外踝正后方凹陷中，外踝与跟腱之间。

【按摩方法】按摩者用手握住被按摩者踝部，用拇指指腹自上而下推按昆仑穴 2 分钟，以局部有酸胀感为佳。

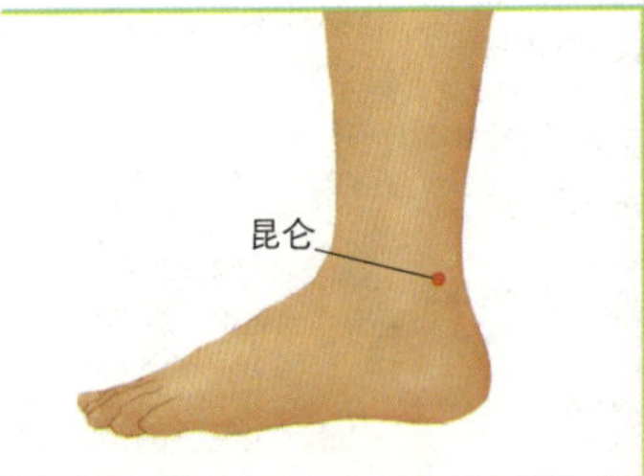

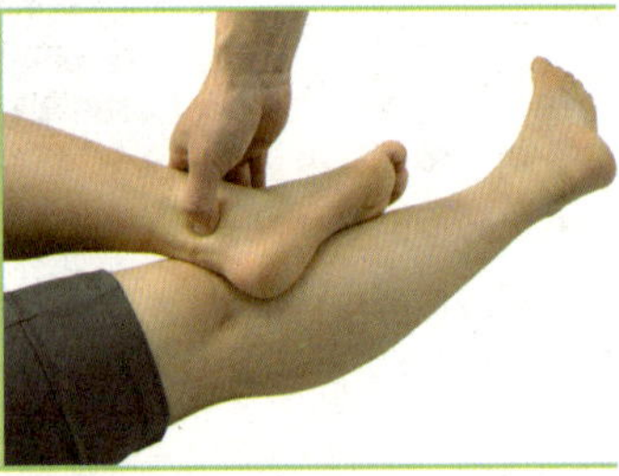

massage.03

点按解溪穴

【位置】踝关节正前方凹陷中，内外踝连线的中点。

【按摩方法】按摩者用手握住被按摩者踝部，用拇指点压解溪穴约10秒，然后放松5秒，反复操作，以局部有酸胀感为佳。

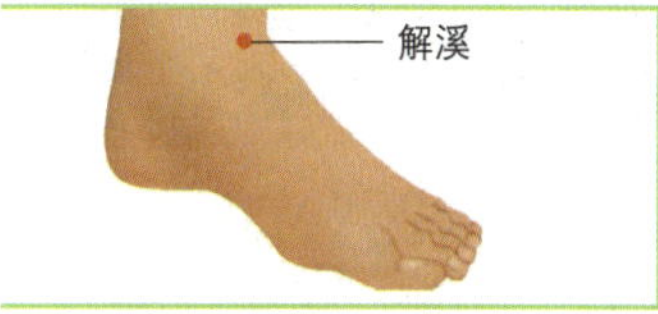

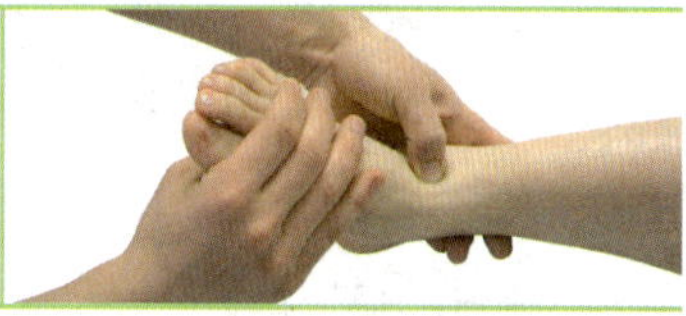

massage.04

点揉丘墟穴

【位置】外踝前下方的凹陷中。

【按摩方法】按摩者用手握住被按摩者踝部，用拇指点压丘墟穴约1分钟，然后顺时针方向揉1分钟，逆时针方向揉1分钟，以局部有酸胀感为佳。

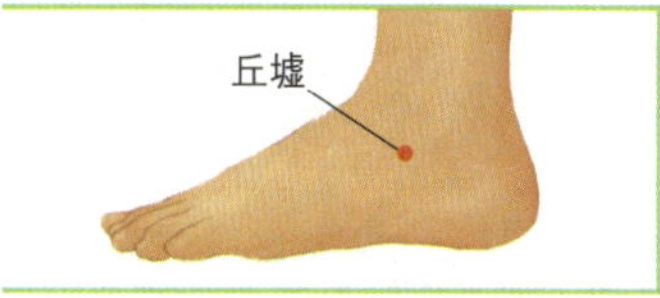

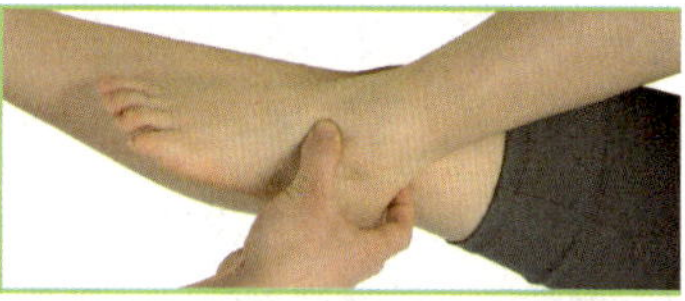

massage.05

点揉照海穴

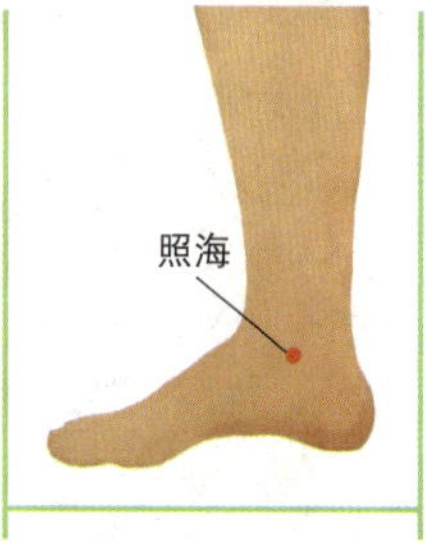

【位置】踝关节内侧骨头突起的下缘凹陷中。

【按摩方法】按摩者用手握住被按摩者踝部，用拇指点压照海穴约1分钟，然后顺时针方向揉1分钟，逆时针方向揉1分钟，以局部有酸胀感为佳。

Massage 急性腰扭伤

急性腰扭伤是由于患者在弯腰或转身时突然出现腰部疼痛难忍的状况，不能直腰。主要症状表现为做某个动作时，腰部突然剧烈疼痛，不能活动。

按摩主穴

massage.01

按揉肾俞穴

【位置】腰部，第 2 腰椎棘突下旁开 2 横指宽处，左右各一穴。

【按摩方法】取俯卧位，用两手拇指按压肾俞穴 1 分钟，再顺时针方向按揉 1 分钟，然后逆时针按揉方向 1 分钟。

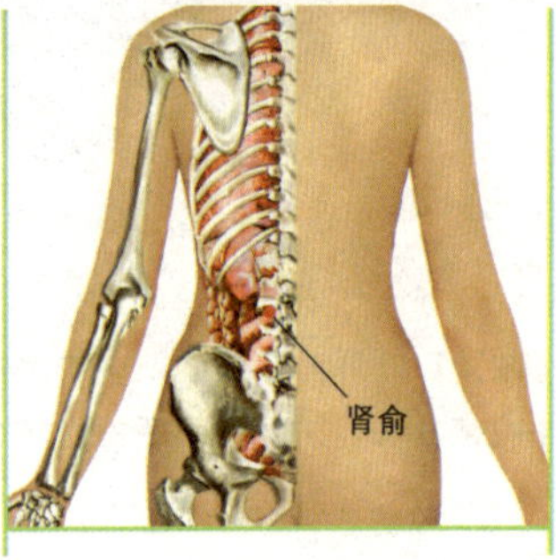

massage.02

按揉命门穴

【位置】腰部，第 2 腰椎棘突下缘的骨缝中。

【按摩方法】被按摩者俯卧，按摩者用大拇指顺时针方向按揉命门穴 2 分钟，逆时针方向按揉 2 分钟，以局部有酸胀感为佳。

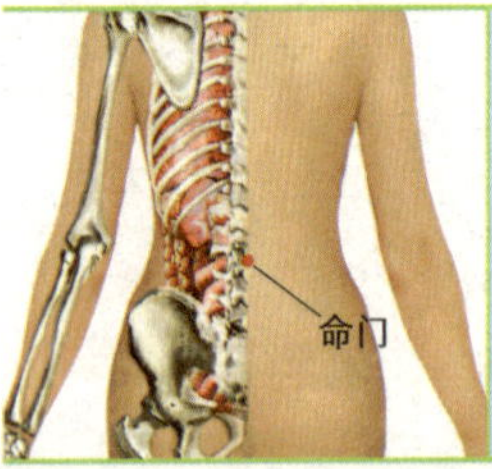

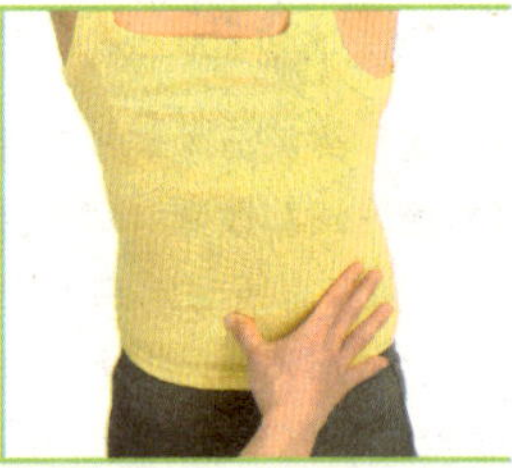

massage.03

按揉腰眼穴

【位置】腰部，第4腰椎棘突下旁开4横指稍宽处，左右各一穴。

【按摩方法】被按摩者俯卧，按摩者用两手拇指分别按压腰眼穴1分钟，再顺时针方向按揉1分钟，然后逆时针方向按揉1分钟，以局部感到酸胀为佳，左右两边交替按摩。

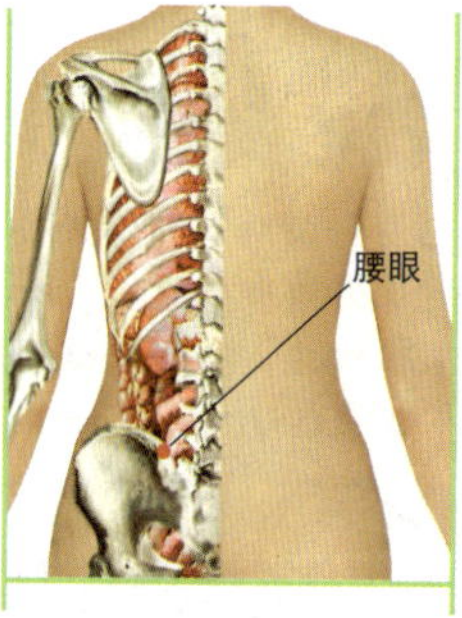

massage.04

揉擦八髎穴

【位置】骶椎4等分为上髎、次髎、中髎和下髎，左右共8个穴位，分别在第1、2、3、4骶后孔中，合称“八髎穴”。

【按摩方法】俯卧，按摩者用拇指点按八髎穴各约10秒，然后用手掌根部紧贴骶部一侧四髎穴处，自上而下揉擦至尾骨两旁约1分钟，两边交替进行。

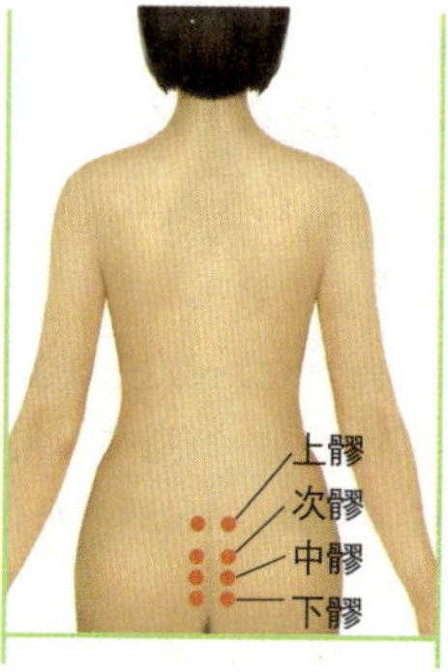

massage.05

点揉委中穴

【位置】膝盖后面，窝的正中央。

【按摩方法】被按摩者俯卧，按摩者用两手食指、拇指或中指点按委中穴10秒，然后放松3秒，反复5～8次，然后轻轻揉动约2分钟。

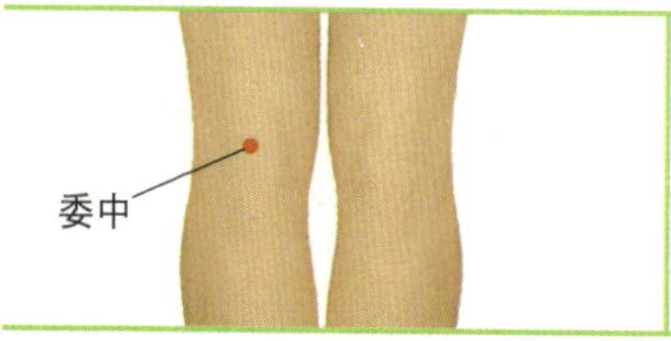

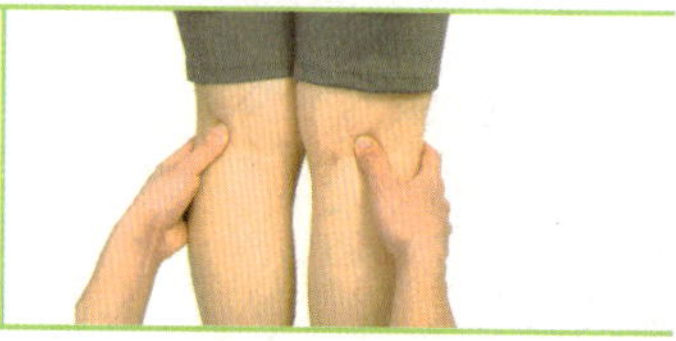

Massage 腹痛、腹胀

腹痛是指由于各种原因引起的腹腔内外脏器的病变，主要表现为胃脘部以下、耻骨联合以上的胀满、疼痛。肚脐周围疼痛比较常见，有时是剧烈疼痛。可分为急性与慢性两类。腹胀是一种常见的消化系统症状，指人感觉到腹部膨胀、沉重不适，同时可伴有嗳气、饱胀、恶心呕吐、厌食、肠鸣等症状。

按摩主穴

massage.01 按揉中脘穴

【位置】在胸骨下端和肚脐连线中点处。

【按摩方法】被按摩者平躺，按摩者用食指、拇指或中指按压中脘穴约半分钟，然后顺时针按揉 2 分钟。

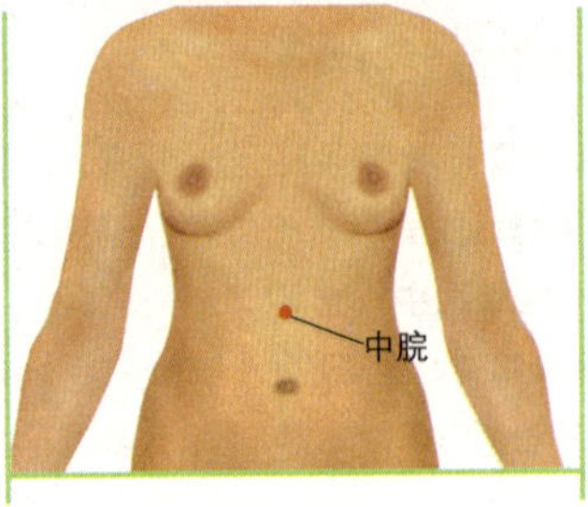

massage.02 按揉下脘穴

【位置】前正中线上，肚脐往上约 3 横指宽处取穴。

【按摩方法】被按摩者仰卧，按摩者用拇指或中指按压下脘穴约半分钟，然后顺时针按揉约 2 分钟，以局部感到酸胀为佳。

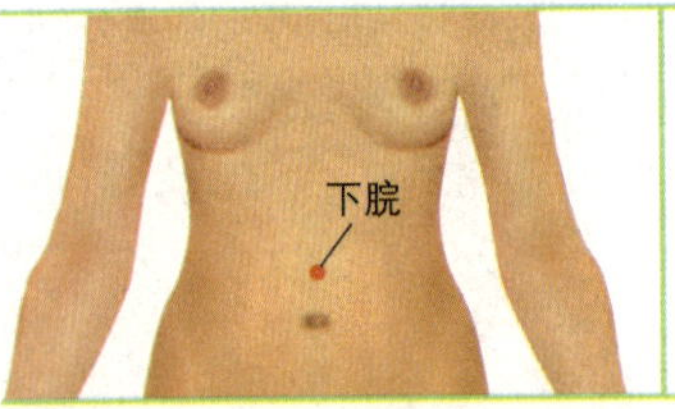

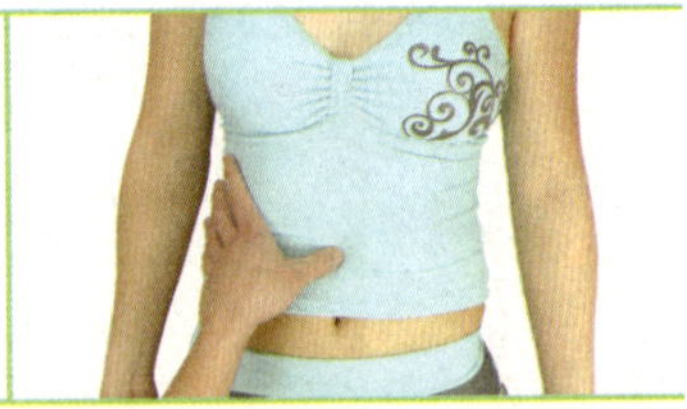

massage.03

按揉天枢穴

【位置】肚脐两侧约 3 横指宽处。

【按摩方法】被按摩者仰卧，按摩者用拇指、食指或中指按压天枢穴约半分钟，然后顺时针方向按揉约 2 分钟，以局部感到酸胀并向整个腹部发散为佳。

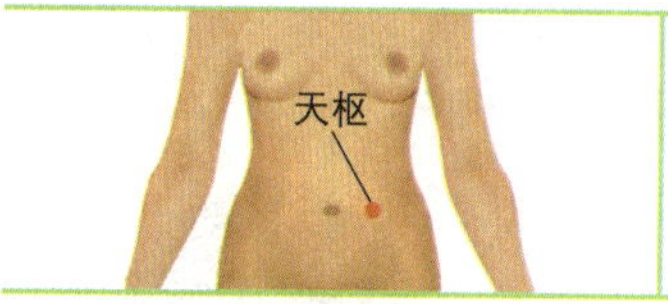

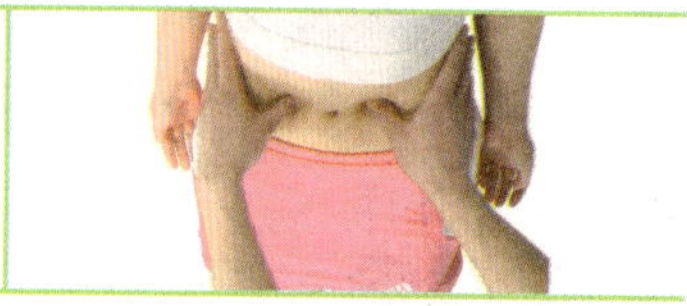

massage.04

按揉气海穴

【位置】肚脐直下约 2 横指宽处。

【按摩方法】被按摩者仰卧，按摩者用拇指或中指按压气海穴约半分钟，然后顺时针方向按揉气海穴约 2 分钟，或用艾条对准气海穴熏到微微发热、皮肤有红晕为止。

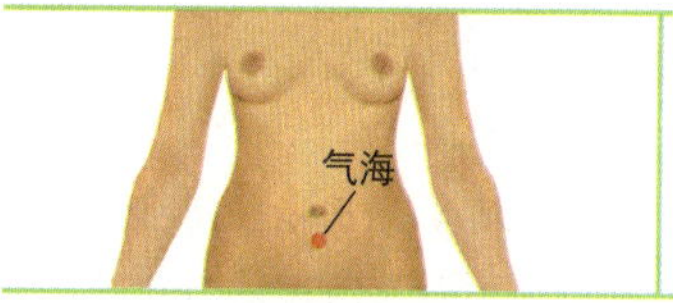

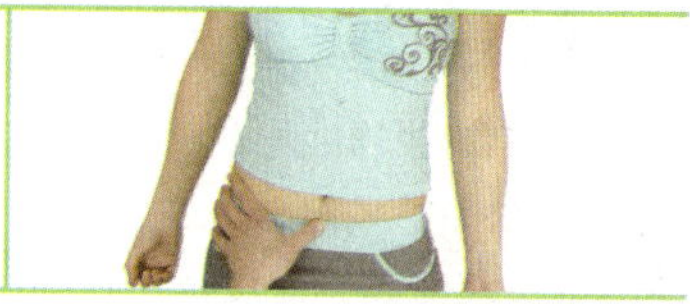

massage.05

点按关元穴

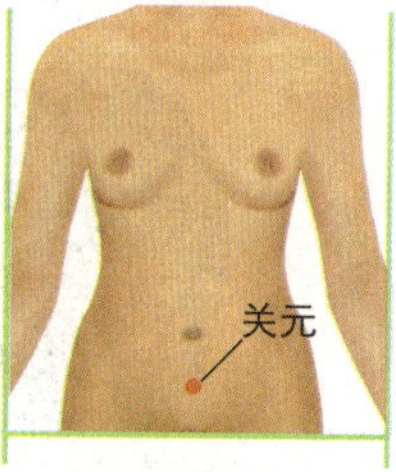

【位置】从肚脐到耻骨上方画一线，将此线 5 等分，从肚脐往下 3/5 处。

【按摩方法】被按摩者仰卧，按摩者用拇指轻轻点按关元穴约 2 分钟，以局部有酸胀感为佳。

Massage

偏头痛

偏头痛是由于颅内动脉收缩、扩张功能障碍引起的发作性头痛，又叫作“血管神经性头痛”，女性多发。严重的偏头痛会持续数天，主要症状为头部一侧或双侧胀痛，呈搏动或持续性频繁发作。

按摩主穴

massage.01

揉捏风池穴

【位置】颈后两侧枕骨下方，发际的两边大筋外侧凹陷处。

【按摩方法】取坐位，按摩者一手扶住被按摩者前额，另一手用拇指和食指置于风池穴揉捏半分钟，以局部酸胀为佳。

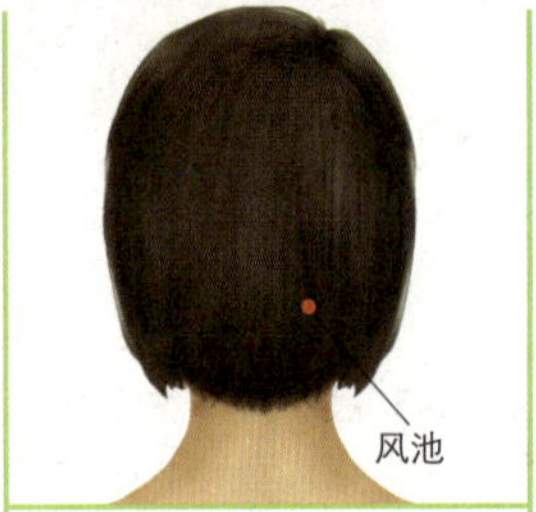

massage.02

按揉百会穴

【位置】两耳尖连线与前后正中线交点。

【按摩方法】被按摩者坐位，按摩者在其后面，用拇指按压百会穴半分钟，先顺时针方向按揉 1 分钟，然后逆时针方向按揉 1 分钟，以酸胀感向头部四周发散为佳。

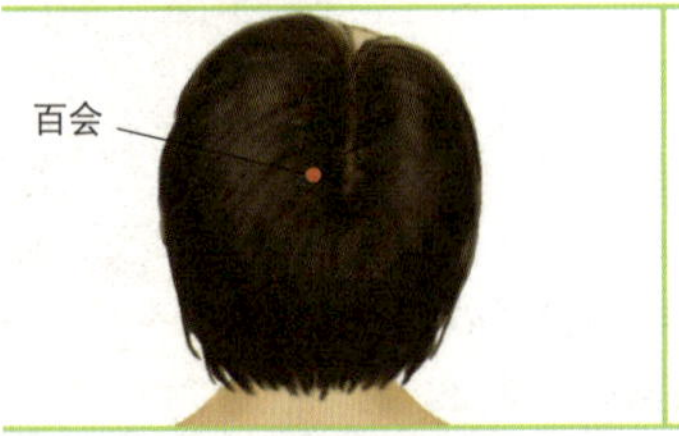

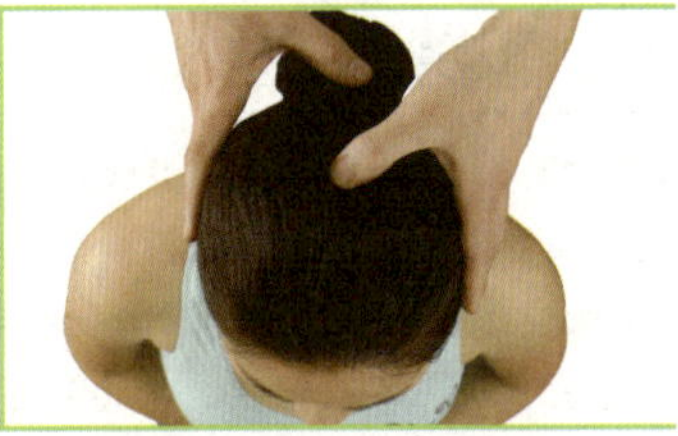

massage.03

按揉头维穴

【位置】头前侧，在两侧额角发际向上约1指宽处。

【按摩方法】按摩者在被按摩者头后面，用两手拇指同时顺时针方向按揉头维穴约1分钟，然后逆时针方向按揉约1分钟，以酸胀感向整个前头部和两侧发散为佳。

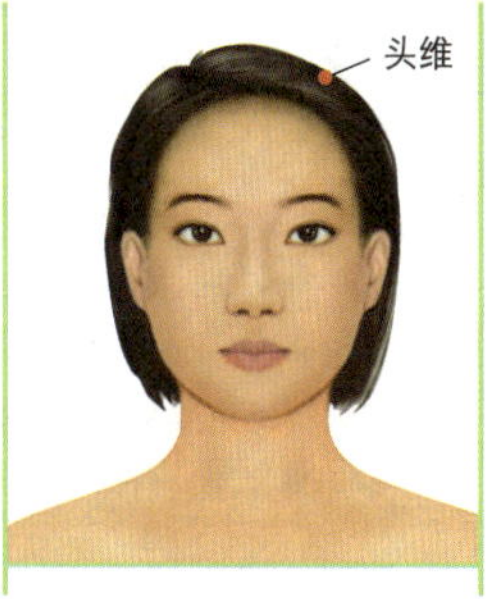

massage.04

按揉角孙穴

【位置】耳尖直上，与发际交点。

【按摩方法】按摩者在被按摩者头后面，用拇指或中指顺时针方向按揉头两侧的角孙穴约1分钟，然后逆时针方向按揉约1分钟，以头两侧感到酸胀为佳。

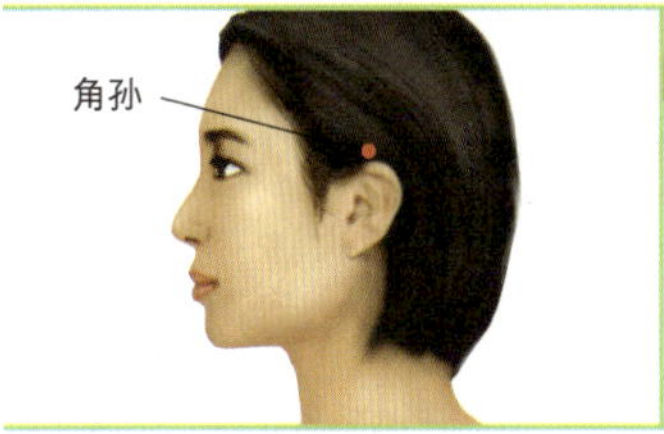

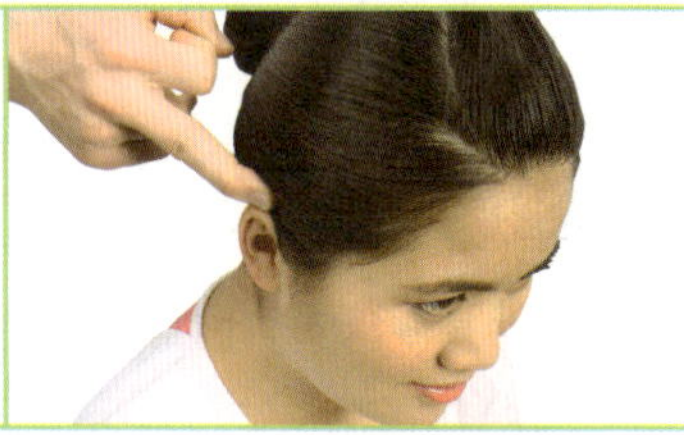

massage.05

按揉率谷穴

【位置】两耳尖直上2横指宽处。

【按摩方法】按摩者在被按摩者头后面，用拇指或中指顺时针方向按揉头两侧的率谷穴约2分钟，然后逆时针方向按揉约2分钟，以头两侧感到酸胀为佳。

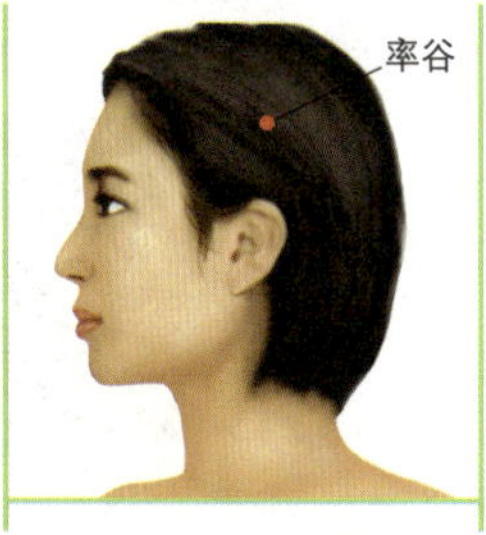

Massage 牙痛

牙痛是指牙齿因各种原因引起的疼痛，可见于西医学的龋齿、牙髓炎、根尖周围炎和牙本质过敏等。遇冷、热、酸、甜等刺激时，牙痛发作或加重，属中医的“牙宣”、“骨槽风”范畴。主要症状为牙龈红肿、面颊部肿痛等。患牙龈炎时牙龈鲜红或紫红、肿胀、松软，刷牙或吃东西时牙龈易出血。

按摩主穴

massage.01

按揉合谷穴

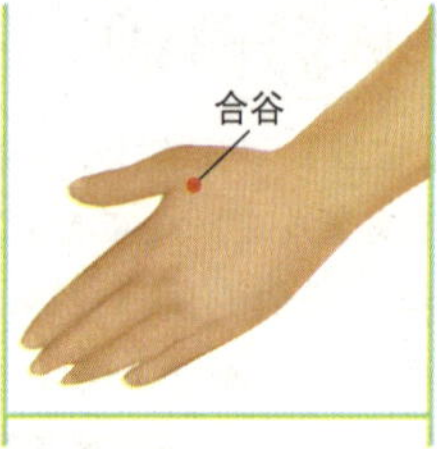

【位置】手背部，拇指与食指的根部交接处，肌肉最高点。

【按摩方法】用拇指指腹按揉被按摩者合谷穴 30 下，两手交替，至局部酸胀为佳。

massage.02

按揉下关穴

【位置】在耳前颧弓与下颌切迹所形成的凹陷中，闭口有凹陷，张口即闭。

【按摩方法】按摩者用拇指或食指按揉下关穴，顺时针方向按揉 2 分钟，然后逆时针方向按揉 2 分钟，以酸胀感向面颊部发散为佳。

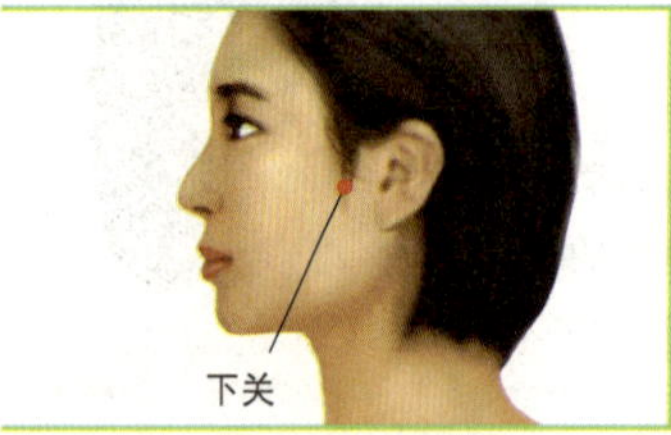

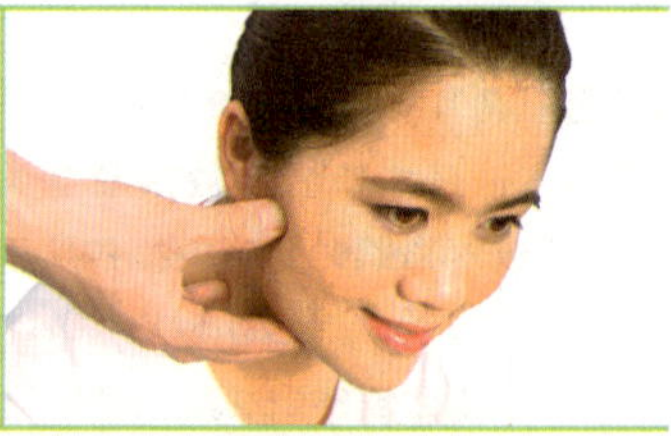

massage.03

按揉颊车穴

【位置】在面部，咬牙时肌肉隆起最高点处。

【按摩方法】按摩者用双手拇指按压两侧颊车穴 1 分钟，顺、逆时针各按揉 1 分钟，以局部酸胀并向面部发散为佳。

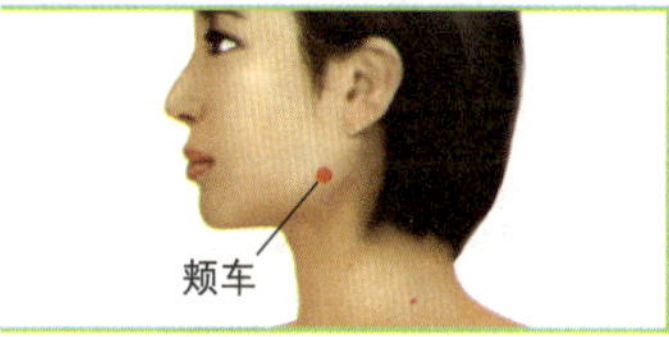

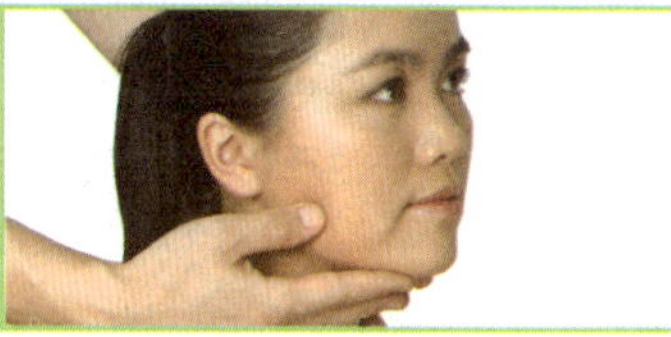

massage.04

按揉地仓穴

【位置】在面部，眼睛正中直下和口角外侧的交点处。

【按摩方法】按摩者用双手拇指或食指顺、逆时针方向各按揉地仓穴约 2 分钟。

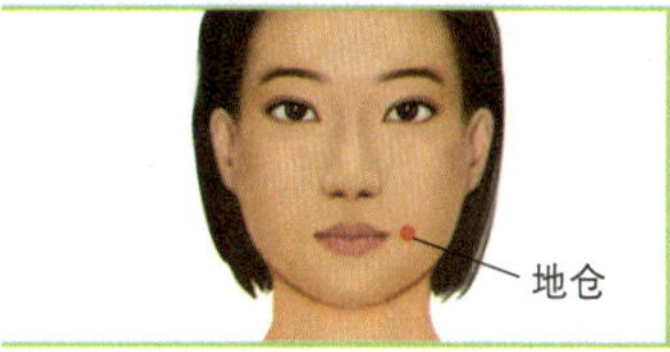

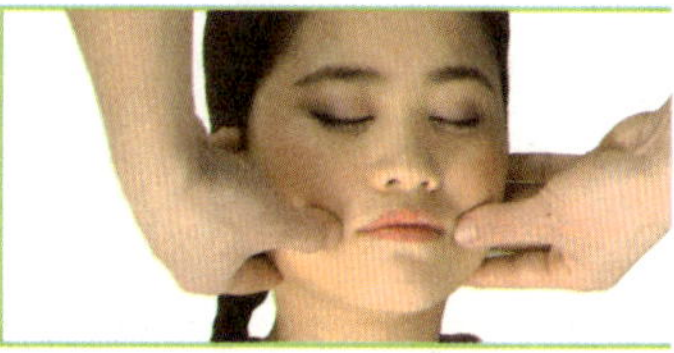

massage.05

按揉曲池穴

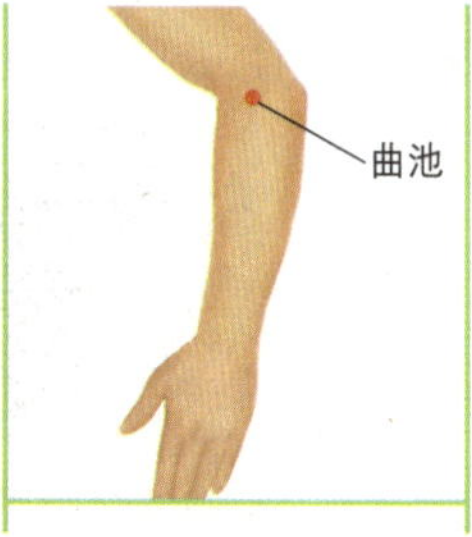

【位置】屈曲肘关节，在肘横纹的外侧头。

【按摩方法】按摩者左手托住被按摩者手臂，用右手拇指顺时针方向按揉曲池穴 2 分钟，然后逆时针方向按揉 2 分钟，左右手交替，以局部感到酸胀为佳。

Massage

喉咙痛

喉咙痛经常是感冒或流行性感冒的早期征兆，也可能是单纯由其他病毒或细菌感染所致。有时候，喉咙痛也可能只是由于气候干燥或大声嘶吼所致。主要症状为咽喉部疼痛，说话或者吞咽时疼痛明显，喉咙里有异物感。检查能看到咽喉部红肿、扁桃体肿大，或者喉咙根部有水疱出现。

按摩主穴

massage.01

点按天鼎穴

【位置】在侧颈部的喉结约 1 指宽下方，胸锁乳突肌后缘。

【按摩方法】取坐位，按摩者双手中指或拇指点按两侧天鼎穴 1 分钟，以不难受为佳。

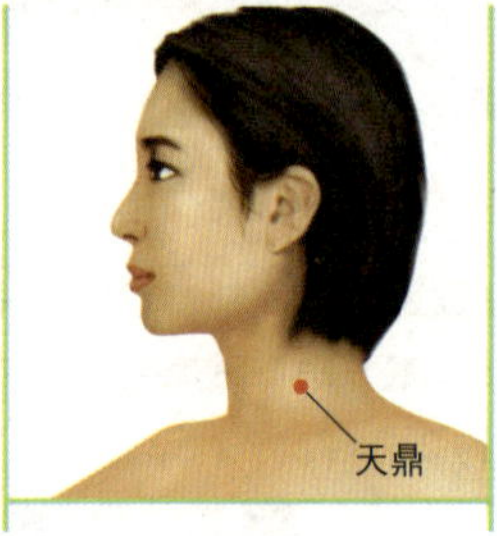

massage.02

点按水突穴

【位置】喉结斜下方，颈部的胸锁乳突肌前缘。

【按摩方法】被按摩者仰卧或取坐位，按摩者双手拇指或中指点按水突穴 1 分钟，以不感到难受为宜。

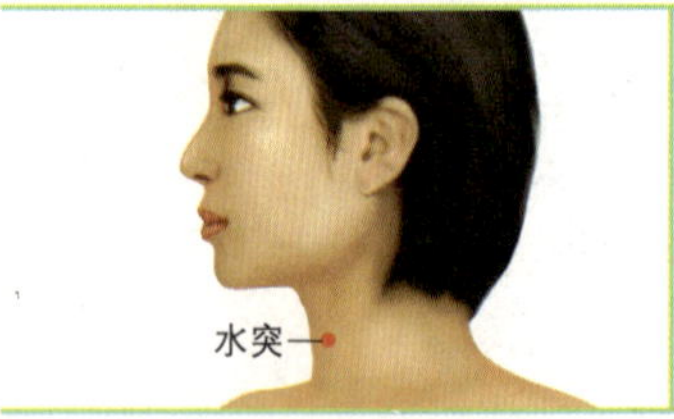

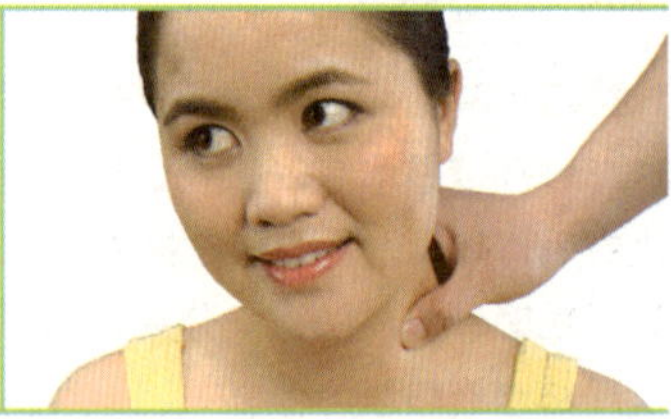

massage.03

点按天突穴

【位置】颈部，在胸骨上窝的凹陷中。

【按摩方法】被按摩者仰卧或取坐位，按摩者用中指点按天突穴 1 分钟，以不感到难受为宜。

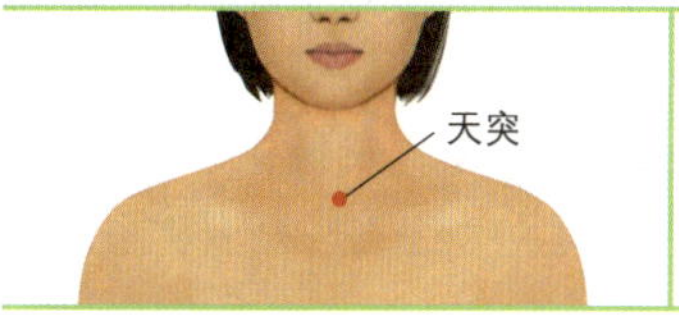

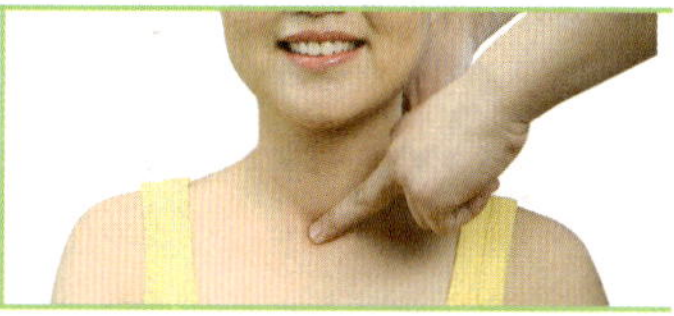

massage.04

按揉曲池穴

【位置】屈曲肘关节，在肘横纹的外侧头。

【按摩方法】按摩者左手托住被按摩者手臂，用右手拇指顺、逆时针各按揉曲池穴 2 分钟，左右手交替，以局部感到酸胀为佳。

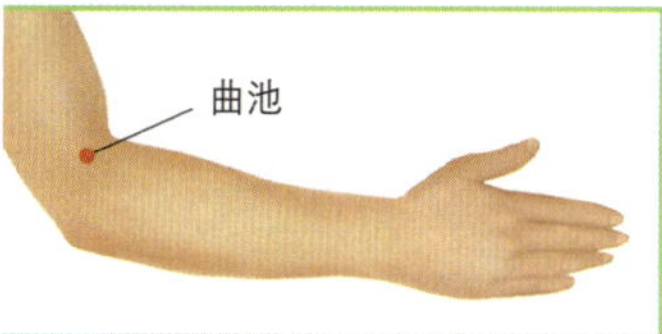

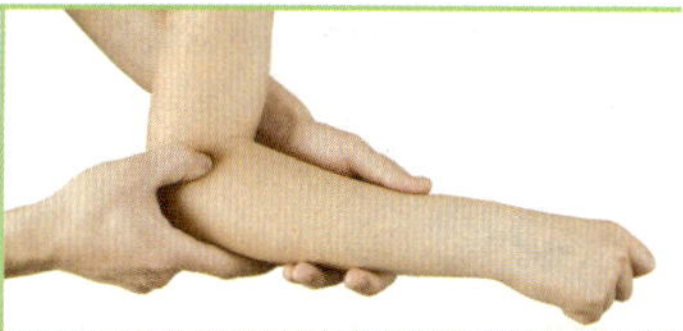

massage.05

掐揉合谷穴

【位置】手背部，拇指与食指的根部交接处，肌肉最高点。

【按摩方法】按摩者左手拇指掐揉被按摩者右手合谷穴约 2 分钟，左右手交替；也可以用一手托住被按摩者一手手掌，用另一手拇指指腹按揉合谷穴 30 次，两手交替。

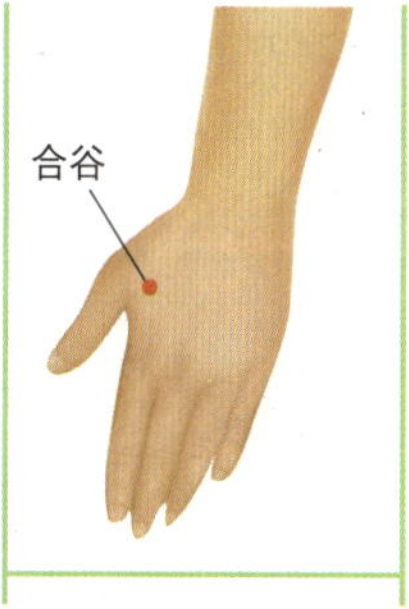

Massage

手臂痛

手臂是体力劳动者常见的疼痛部位之一，尤其是家庭妇女，既要做家务，又要哄抱孩子，手臂的劳动量大，很容易使手臂肌肉疲劳，从而产生慢性炎症。其主要症状为肘关节稍上方能摸到骨头处或者前臂肌肉最丰厚地方会经常出现疼痛，疼痛时不能伸肘关节，拧毛巾时明显疼痛。

按摩主穴

massage.01

点按尺泽穴

【位置】微屈曲肘关节，在肘横纹上，肱二头肌腱外侧缘凹陷处。

【按摩方法】按摩者右手托住被按摩者手臂，用左手拇指点按尺泽穴 2 分钟，左右手交替，以局部感到酸胀为佳。

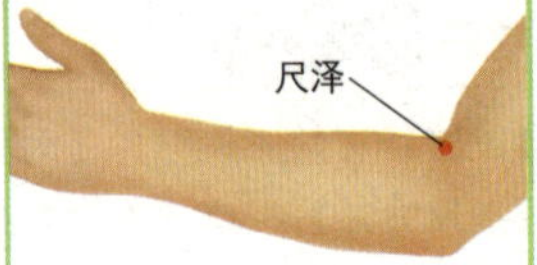

massage.02

按揉曲池穴

【位置】屈曲肘关节，在肘横纹的外侧头。

【按摩方法】按摩者左手托住被按摩者手臂，用右手拇指顺时针按揉曲池穴 2 分钟，然后逆时针按揉 2 分钟，左右手交替，以局部酸胀为佳。

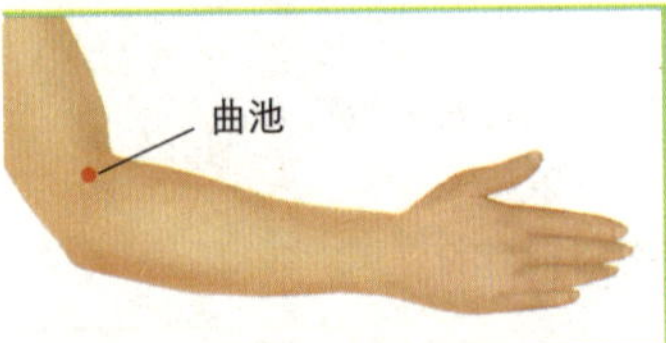

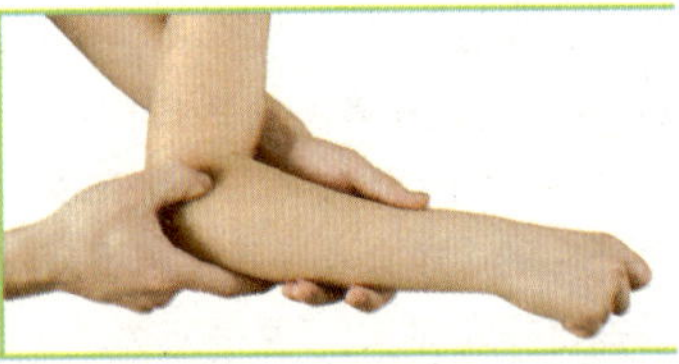

massage.03

按揉手三里穴

【位置】屈曲肘关节，在肘横纹的外侧端朝拇指往下约 3 横指宽处。

【按摩方法】左手托住被按摩者手臂，右手大拇指顺、逆时针各按揉手三里穴 2 分钟，左右手交替，以酸胀感向臂部发散为佳。

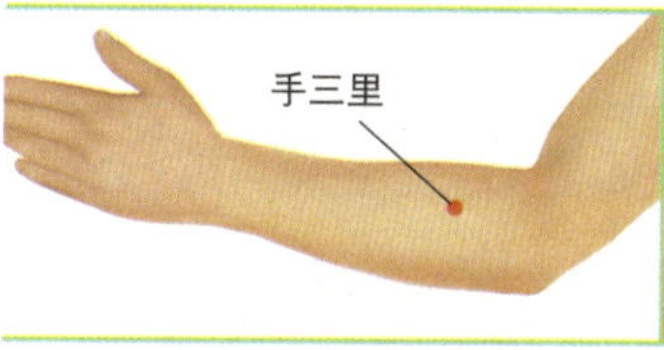

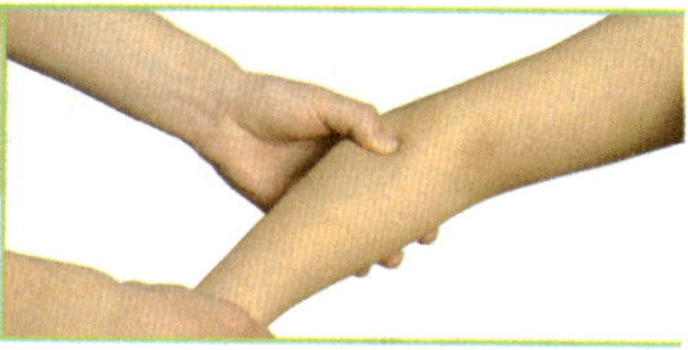

massage.04

按揉孔最穴

【位置】手掌向上，腕横纹上方朝肱二头肌外侧 9 横指宽。

【按摩方法】被按摩者取坐位，伸前臂，手心向上，按摩者用手指或指节向下按压，或顺时针按揉 2 分钟，以局部感到酸胀为佳。

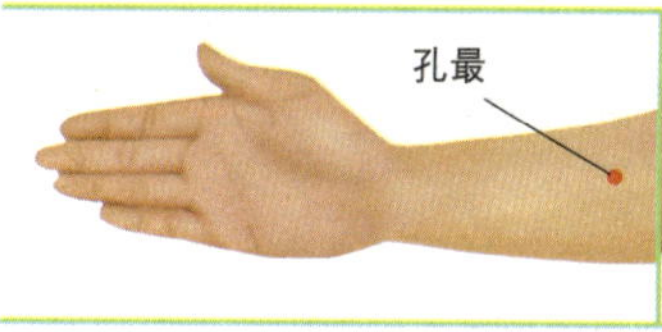

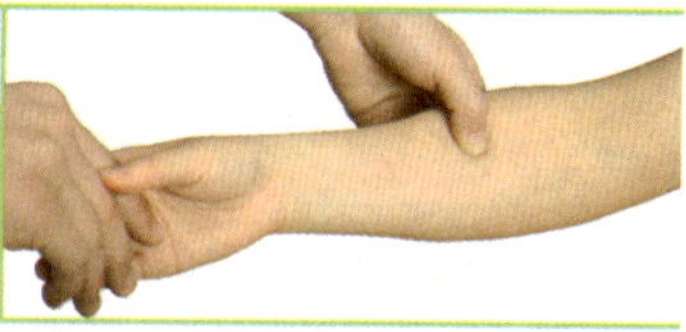

massage.05

掐揉列缺穴

【位置】两手虎口交叉，一手食指按在另一手腕关节上，食指尖下凹陷处。

【按摩方法】按摩者一手托住被按摩者手腕，用另一手拇指和食指掐按列缺穴约 1 分钟，然后按揉约 1 分钟，以局部感到酸胀为佳。

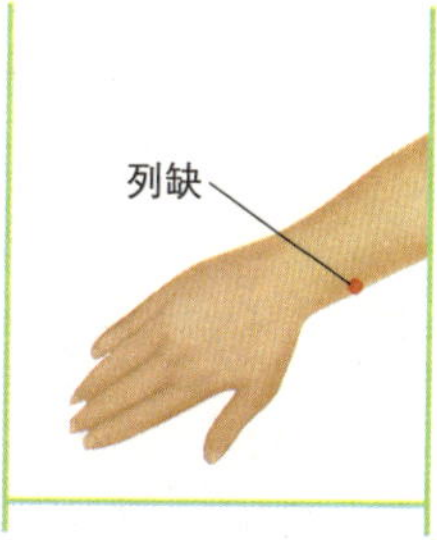

Massage 胃痛

胃痛又叫作“胃脘痛”，疼痛的部位是在剑突下的心窝部。胃痛最常见于胃炎和胃溃疡，多由胃酸刺激胃黏膜引起。胃痛的主要症状为左侧心窝下胃脘部的胀满、疼痛，有时是隐隐作痛，有时是剧烈疼痛，呕吐后疼痛会减轻。

按摩主穴

massage.01

按揉中脘穴

【位置】在胸骨下端和肚脐连线中点处。

【按摩方法】被按摩者平躺，按摩者用拇指或中指按压中脘穴约半分钟，然后顺时针方向按揉约 2 分钟。

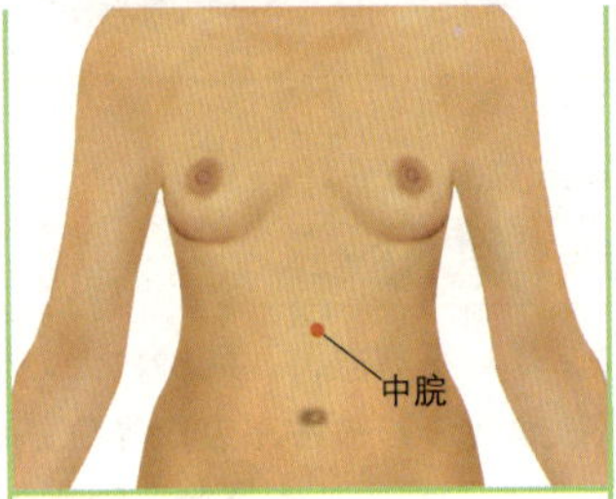

massage.02

按揉天枢穴

【位置】肚脐两侧约 3 横指宽处。

【按摩方法】被按摩者仰卧，按摩者用拇指或中指按压天枢穴约半分钟，然后顺时针方向按摩约 2 分钟，以局部感到酸胀为佳。

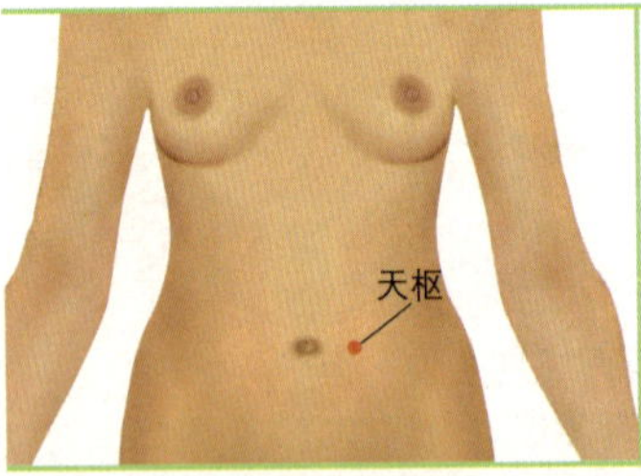

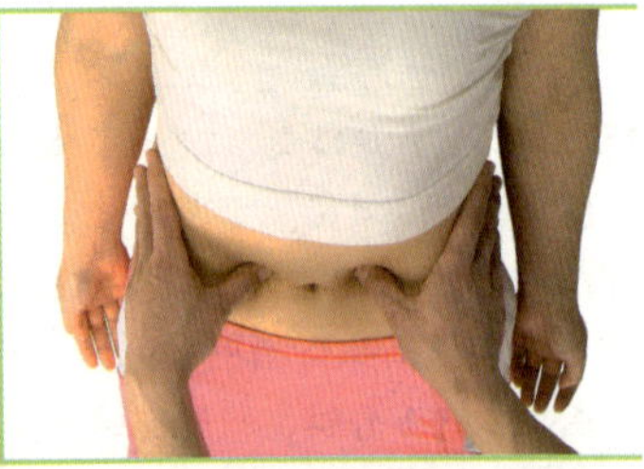

massage.03

点按内关穴

【位置】手臂的内侧中间，腕横纹上约 3 横指宽处。

【按摩方法】按摩者左手托住被按摩者前臂，用拇指或食指点按内关穴约 1 分钟，以酸胀感向腕部和手发散为佳。

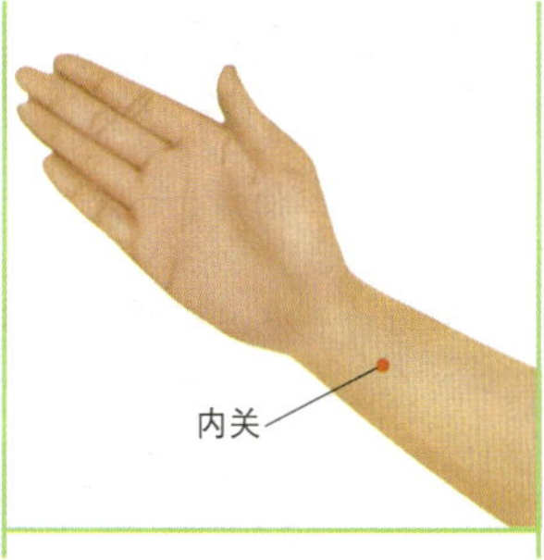

massage.04

按揉足三里穴

【位置】胫骨外侧，在膝盖下方约 4 横指。

【按摩方法】被按摩者平躺或膝盖稍屈曲，按摩者用拇指顺、逆时针各按揉约 2 分钟，以局部感到酸胀为佳。

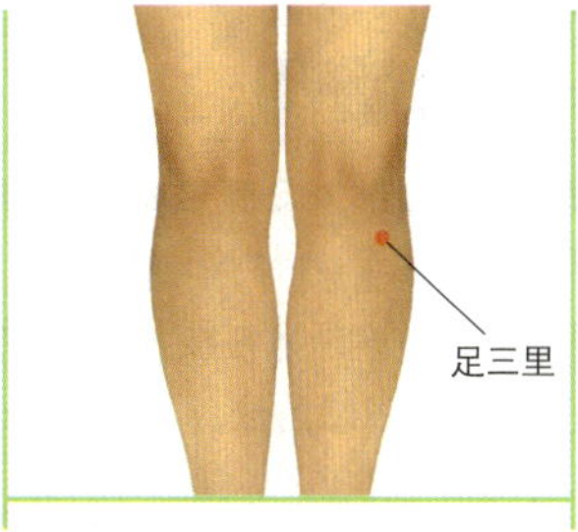

辅助穴位

- 背部：脾俞、胃俞、三焦俞
- 上肢：手三里、合谷
- 下肢：三阴交、太白

局部按摩

按摩胃部：用手掌根按住上腹胃部，顺时针方向按摩2分钟。有胃不适、恶心呕吐症状时，可随时按摩。

小贴士

在肚脐眼和中脘穴上滴上 1 ~ 2 滴精油或清凉油，可以有效减轻胃痛症状。另外还要注意以下几点：

1. 修身养性，戒忧思、恼怒、恐惧。
2. 合理安排作息，避免工作过度紧张、疲劳。
3. 节制饮食，少吃多餐，以面食为主，低脂肪，蛋白质摄取不宜多。
4. 忌烟、酒、浓茶和过硬、过热、过冷、过酸食物及辛辣食物。
5. 常洗热水澡，水温 43℃左右，每次洗 5 分钟。

Massage 腰背痛

长时间保持一个姿势，腰背部的肌肉就会劳损，产生慢性的肌肉炎症，从而出现腰背痛。主要症状是久坐后或者久站后腰背部会有明显疼痛感，疼痛严重的不能弯腰捡东西，甚至不敢深呼吸。

按摩主穴

massage.01

按揉命门穴

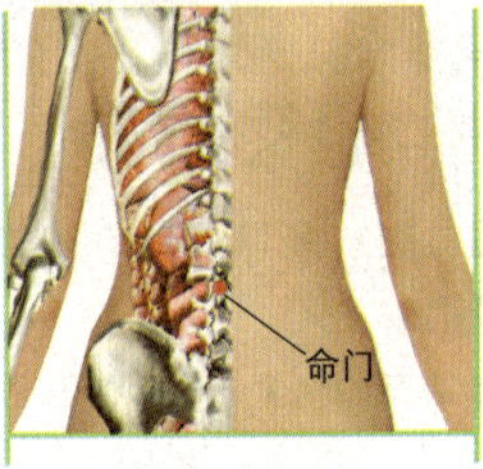

【位置】腰部第 2 腰椎棘突下缘的骨缝中。

【按摩方法】被按摩者俯卧，按摩者用大拇指顺、逆时针各按揉命门穴 2 分钟，以局部有酸胀感为佳。

massage.02

按揉膈俞穴

【位置】背部，第 7 胸椎棘突下旁开 2 横指，平肩胛下角。

【按摩方法】被按摩者俯卧，按摩者站于一侧，两手拇指顺时针方向按揉两侧膈俞穴 2 分钟，再逆时针方向按揉 2 分钟，以局部有酸胀感为佳。

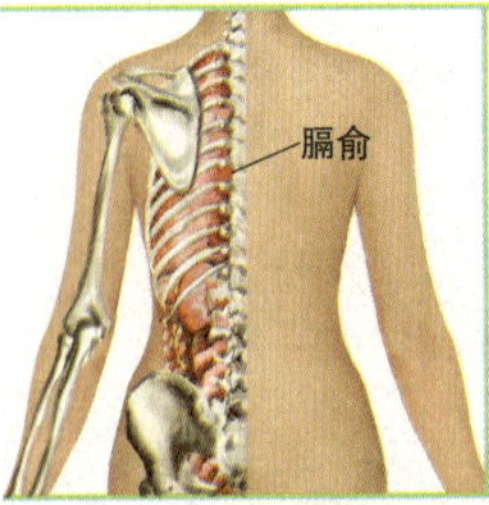

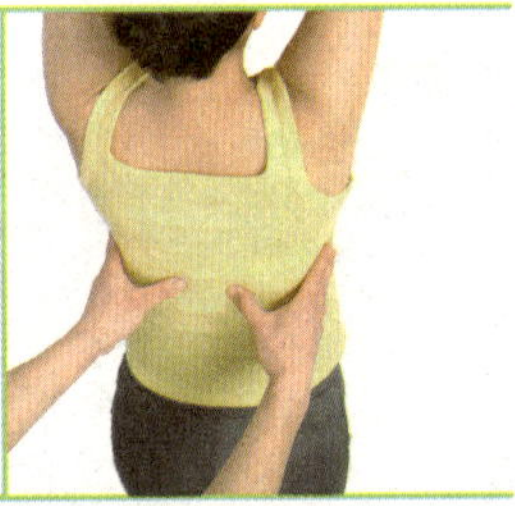

massage.03

点揉委中穴

【位置】膝盖后面，窝的正中央。

【按摩方法】被按摩者俯卧，按摩者用两手食指、拇指或中指点按委中穴 10 秒，放松 3 秒，反复 5 ~ 8 次，然后轻轻揉动委中穴约 2 分钟。

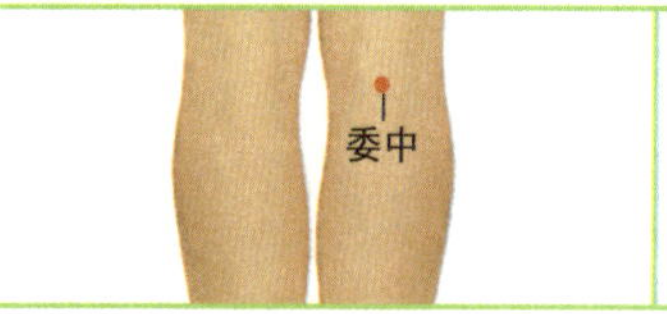

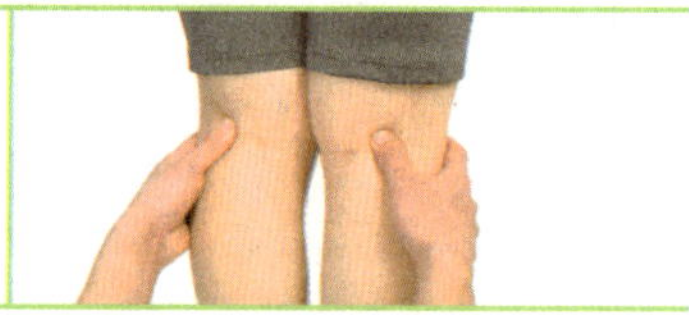

massage.04

按揉肾俞穴

【位置】第 2 腰椎下旁开 2 横指宽处。

【按摩方法】取坐位或立位，双手中指按于两侧肾俞穴，用力按揉 30 ~ 50 次，以局部有热感为佳。

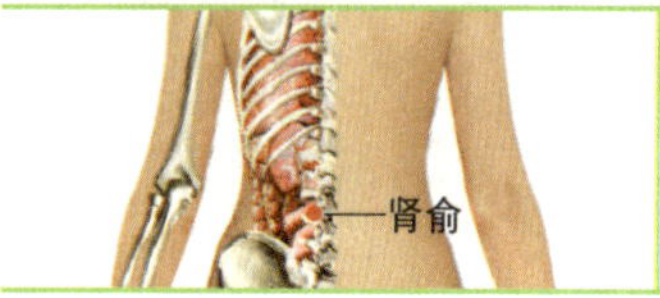

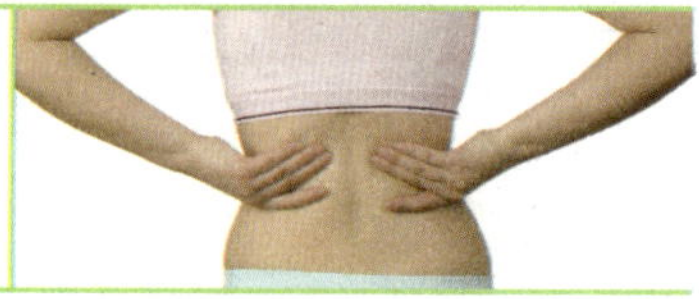

massage.05

揉擦八髎穴

【位置】在骶椎上，分为上髎、次髎、中髎和下髎，左右共 8 个穴位，分别在第 1、2、3、4 骶后孔中，合称“八髎穴”

【按摩方法】取坐位，用掌揉法或擦法自上而下揉擦至尾骨两旁约 2 分钟，以局部按压有酸胀感为佳。

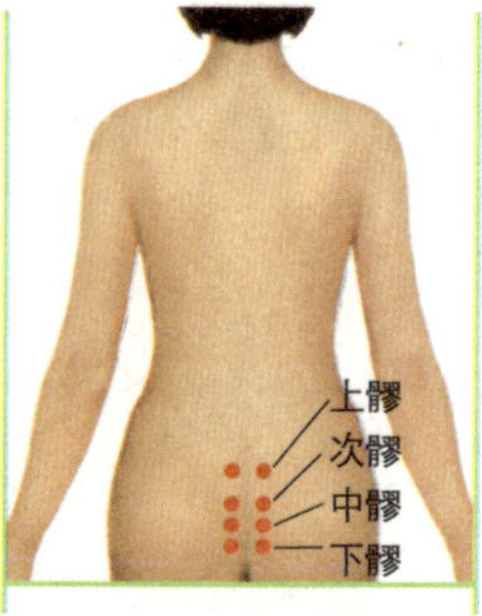

坐骨神经痛

坐骨神经痛是指坐骨神经通路及其分布区的局部或全长疼痛，是由多种原因引起的一种常见综合征。多为单侧，主要症状是沿坐骨神经通路发生放射样、烧灼样或刀割样疼痛，常因行走、咳嗽、喷嚏、弯腰或排便而引起疼痛加剧，患者多采取特殊姿势以减轻疼痛。

按摩主穴

massage.01

按揉秩边穴

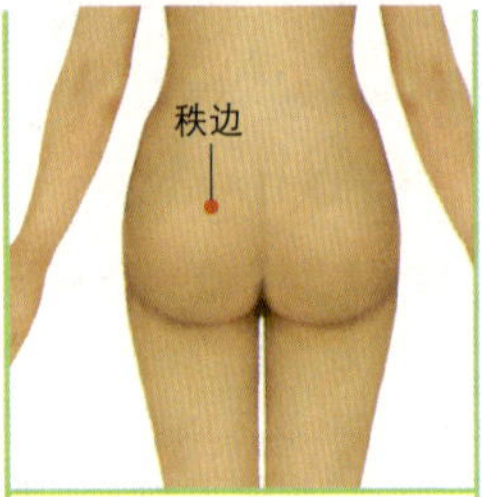

【位置】平第4骶后孔，骶正中嵴旁开4横指处。

【按摩方法】取立位，双手掌根分别按于两侧秩边穴，向外按揉2～3分钟，以局部有温热感或酸胀感为佳。

massage.02

按揉环跳穴

【位置】侧卧屈股，股骨大转子最高点与骶管裂孔连线间的外1/3与内2/3的交点处。

【按摩方法】取侧卧或俯卧位，用同侧拇指或中指按于环跳穴，用力揉按20～30次，以局部感到酸胀为佳。

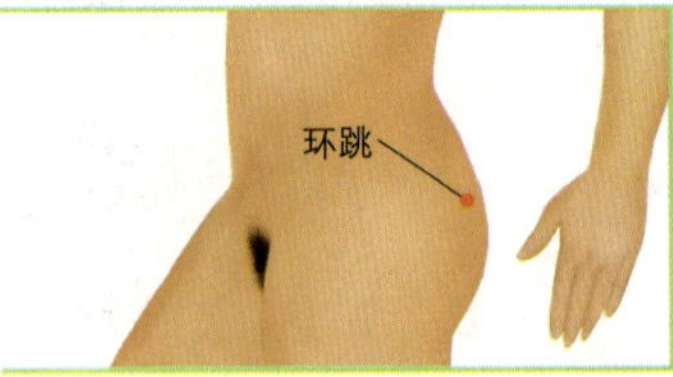

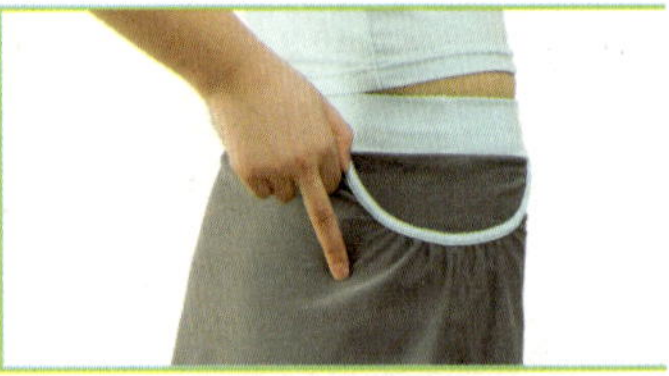

massage.03

推按居髎穴

【位置】髂前上棘与股骨大转子最凸点连线的中点处。

【按摩方法】取坐位，用大拇指指峰用力深推居髎穴，指力逐步加重，渐渐深透，持续 2 ～ 3 分钟。

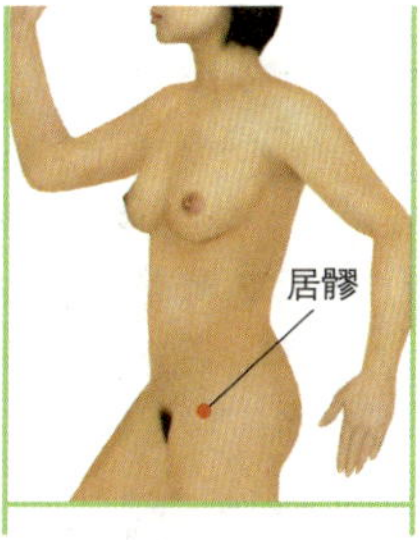

massage.04

按揉承扶穴

【位置】大腿后面，臀下横纹的中点。

【按摩方法】取立位，食、中、无名三指按于承扶穴，由内向外弹拨 2 分钟左右，以局部有酸胀感为佳。

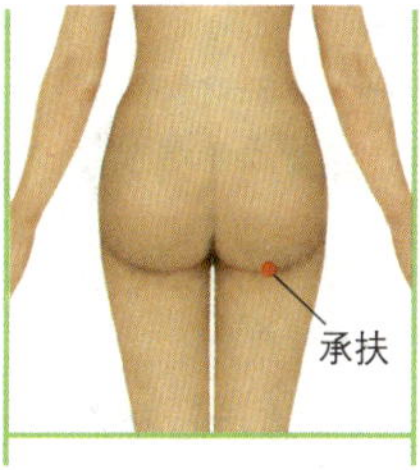

massage.05

按揉委中穴

【位置】膝盖后面，窝的正中央。

【按摩方法】取坐位，用中指或食指按于患侧委中穴（拇指于髌骨外侧或膝眼），由轻渐重，按揉 2 分钟。

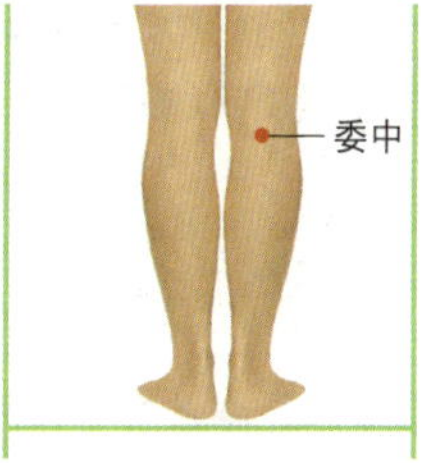

massage.06

按揉阳陵泉穴

【位置】在小腿外侧，腓骨小头前下方凹陷处。

【按摩方法】取坐位，用拇指指端按于患侧阳陵泉穴，其余 4 指附于小腿后侧，向外揉按 2 ～ 3 分钟。

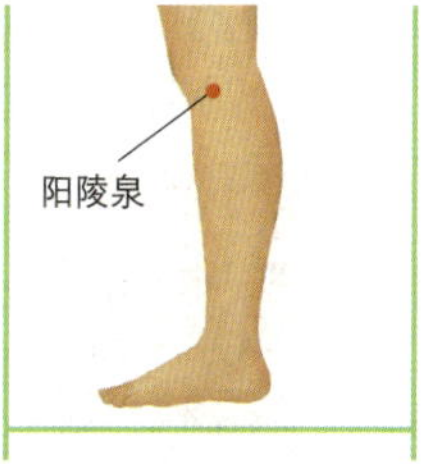

Massage

膝关节痛

膝关节痛是由于膝关节磨损，关节软骨和关节周围的韧带、肌腱等组织退变产生的。表现为膝关节屈伸不灵活、膝盖僵硬、沉重、酸痛，急性期可能出现膝关节红肿疼痛，不能行走。

按摩主穴

massage.01

按揉血海穴

【位置】大腿内侧，膝盖骨往上约3横指宽处。

【按摩方法】按摩者用两手拇指先顺时针方向按揉血海穴约1分钟，然后逆时针方向按揉约1分钟，以局部有酸胀感为佳。

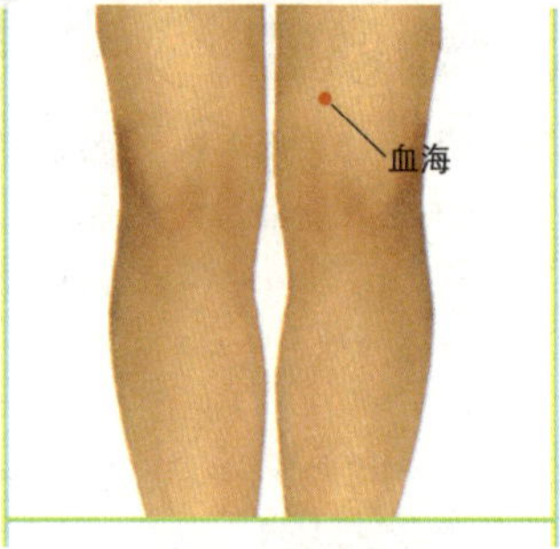

massage.02

点揉膝眼穴

【位置】膝盖骨下方两侧的凹陷中，内侧称内膝眼，外侧称外膝眼，又叫犊鼻。

【按摩方法】给被按摩者膝关节下面垫上薄枕，按摩者用拇、食指点揉膝眼1分钟，以局部有酸胀感为佳。

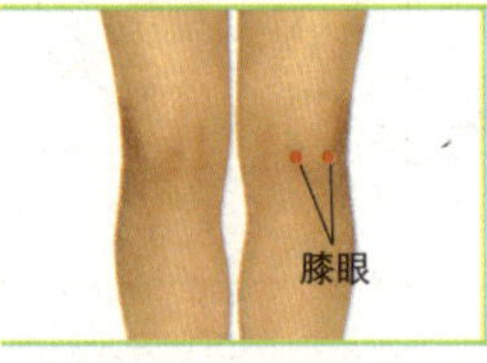

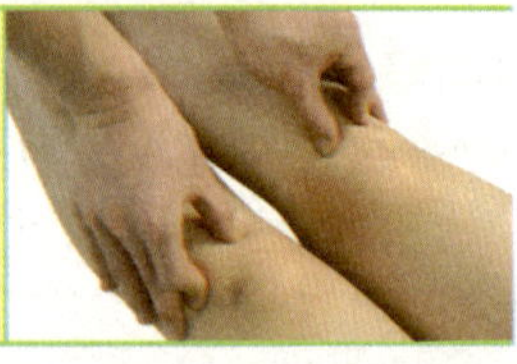

massage.03

点揉委中穴

【位置】膝盖后面，窝的正中央。

【按摩方法】被按摩者俯卧，按摩者用两手食指、拇指或中指点按委中穴 10 秒，放松 3 秒，反复 5 ～ 8 次，然后轻轻揉动委中穴约 2 分钟。

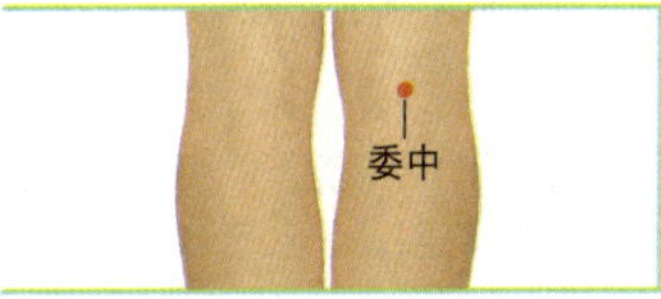

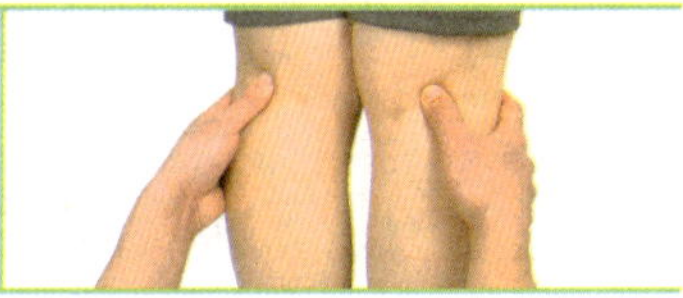

massage.04

按揉阴陵泉穴

【位置】膝盖内下侧，胫骨内侧突起的下缘凹陷中。

【按摩方法】被按摩者平躺或取坐位，膝关节稍屈曲，按摩者用拇指顺时针方向按揉阴陵泉穴约 2 分钟，然后逆时针方向按揉约 2 分钟，以局部感到酸胀为佳。

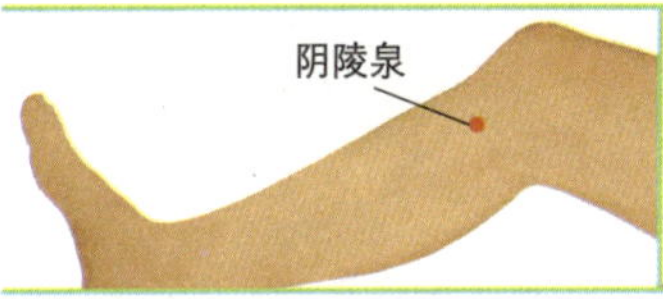

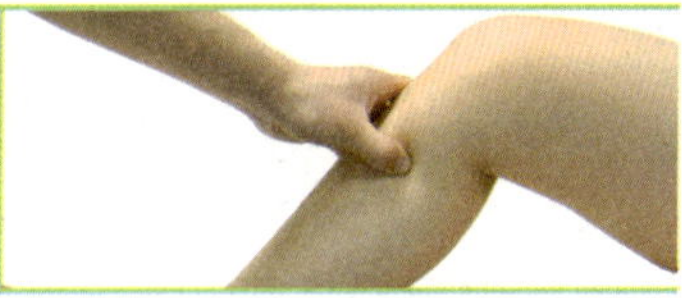

massage.05

按揉阳陵泉穴

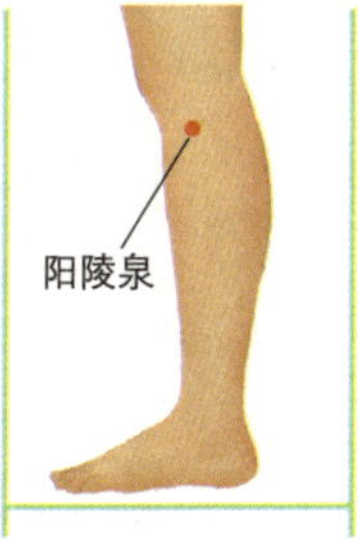

【位置】膝盖斜下方，小腿外侧腓骨小头前下方凹陷中。

【按摩方法】被按摩者仰卧或侧卧，按摩者用大拇指顺时针方向按揉阳陵泉穴约 2 分钟，然后逆时针方向按揉约 2 分钟，以局部感到酸胀为佳。

Massage

肾虚早衰

肾虚早衰是指由于各种原因导致中医所讲的“肾虚”证候，以致身体过早衰老。肾是生命的原动力。中医“肾”的概念，涵盖了人体的生殖、神经、骨骼等多个组织、器官。肾虚早衰主要表现为机体免疫力降低、记忆力减退、性功能低下等症状。

按摩主穴

massage.01

点揉命门穴

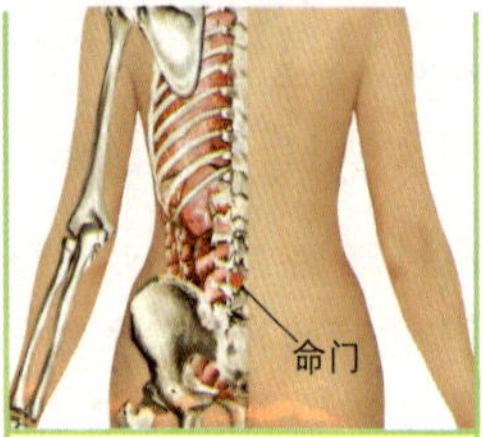

【位置】腰部第 2 腰椎棘突下缘的骨缝中。

【按摩方法】被按摩者俯卧，按摩者用大拇指顺、逆时针各按揉 2 分钟，以局部有酸胀感为佳。

massage.02

按揉中脘穴

【位置】在胸骨下端和肚脐连接线中点处。

【按摩方法】被按摩者俯卧，按摩者拇指按在中脘穴位上，其余四指附着在肋骨上，按揉约 2 分钟，以局部感到酸胀感为佳。

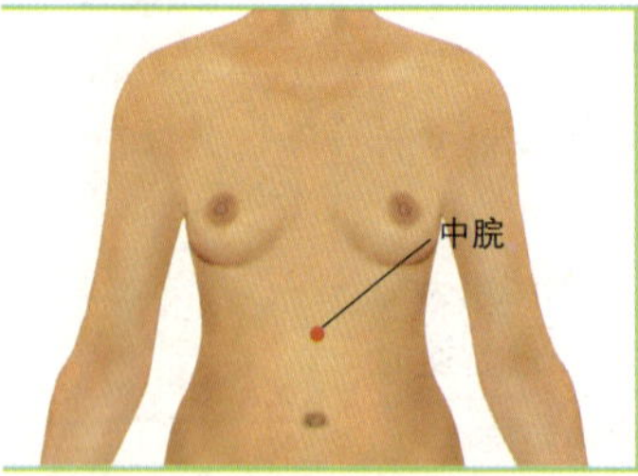

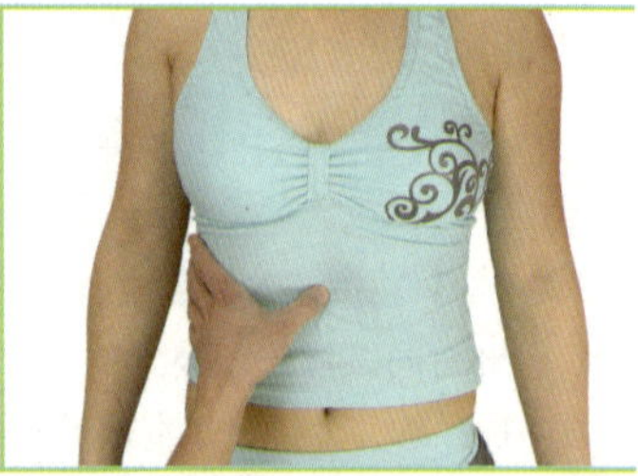

massage.03

按揉神阙穴

【位置】肚脐中央。

【按摩方法】被按摩者平躺，按摩者用拇指或中指按揉神阙穴 1 分钟，然后将掌心置于神阙穴，用手掌按揉 2 分钟，以局部感到发热为佳。

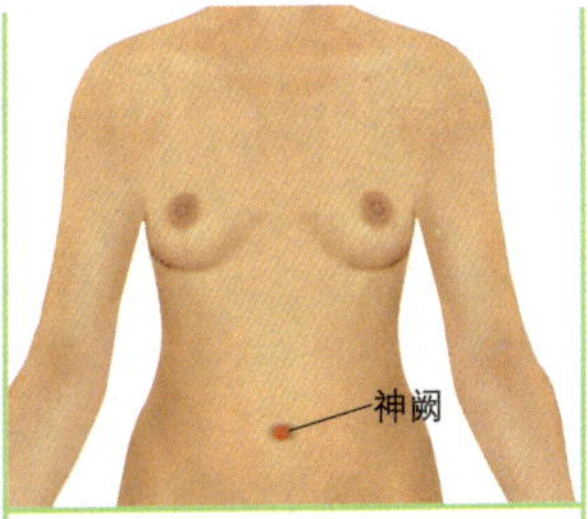

massage.04

按揉关元穴

【位置】把肚脐和耻骨连接线 5 等分，从肚脐往下 3/5 处。

【按摩方法】被按摩者仰卧，按摩者用拇指或中指按压关元穴约 1 分钟，然后顺、逆时针各揉 1 分钟，以局部酸胀为宜。

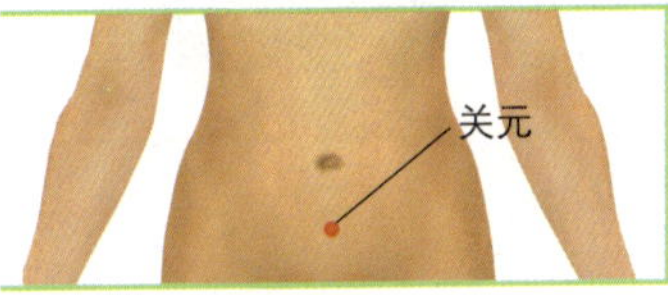

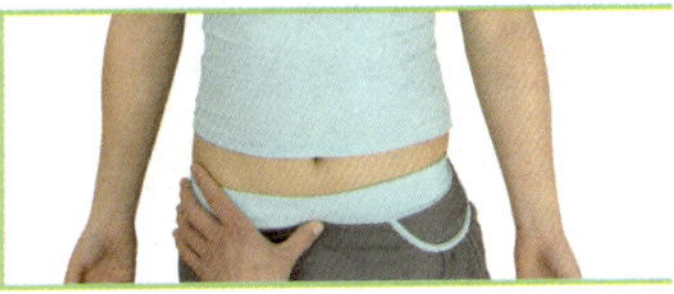

massage.05

按揉足三里穴

【位置】胫骨外侧，在膝盖下方约 4 横指宽处。

【按摩方法】被按摩者仰卧或膝盖稍屈曲，按摩者用拇指顺时针方向按揉足三里穴约 2 分钟，然后逆时针方向按揉约 2 分钟，以局部感到酸胀为佳。

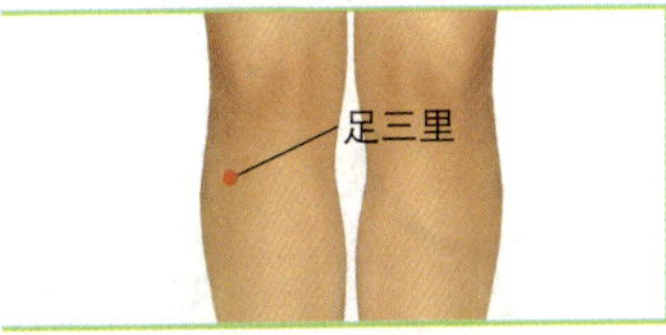

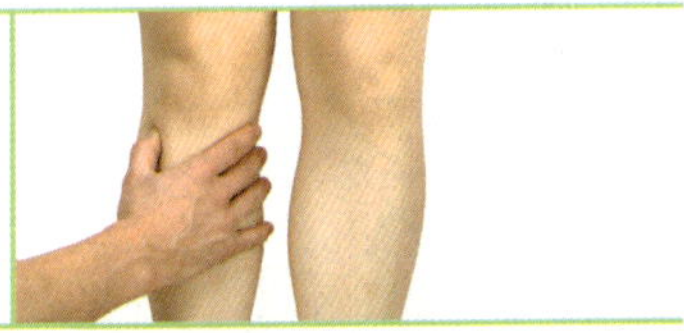

Massage 眼睛疲劳

在我们周围，有些人很容易发生眼睛疲劳。长时间使用电脑、看电视、看电影，或长时间驾驶就会有眼部灼热、视物模糊、眼睛干涩或迎风流泪、眨眼无力、眼结膜充血及困倦欲睡等症状。如果长时间看书，也会出现字迹模糊不清、串行，甚至会出现头昏、恶心等症状。

按摩主穴

massage.01

按揉攒竹穴

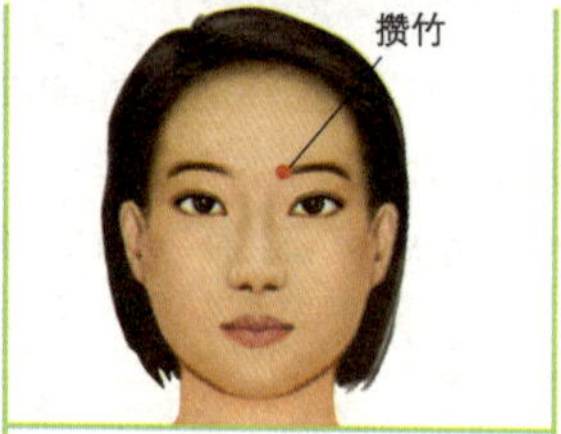

【位置】左右眉毛内侧，眉头凹陷处。

【按摩方法】被按摩者仰卧，按摩者坐于其头后，双手拇指或中指按揉攒竹穴约 2 分钟，以局部酸胀为佳。

massage.02

点按睛明穴

【位置】内侧眼角凹陷处。

【按摩方法】被按摩者仰卧，按摩者坐于其头后，双手拇指轻轻点按睛明穴约 2 分钟，以局部有酸胀感为佳。

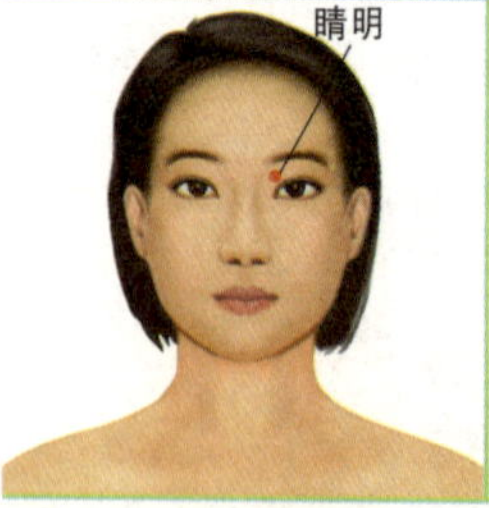

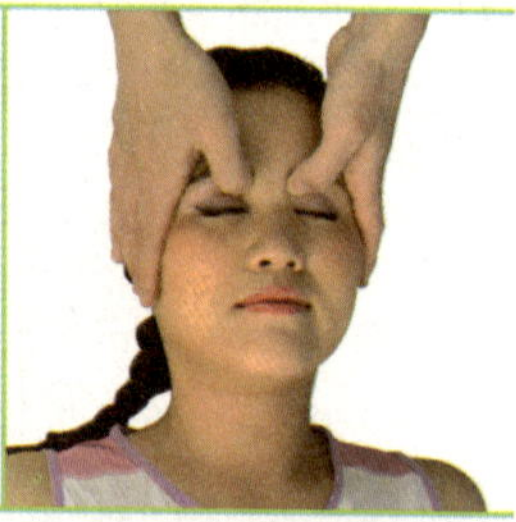

massage.03

按揉丝竹空穴

【位置】眉梢凹陷处。

【按摩方法】被按摩者仰卧，按摩者坐于其头后，用双手拇指顺、逆时针各按揉丝竹空穴约 2 分钟，以局部感到酸胀并向眼睛周围发散为佳。

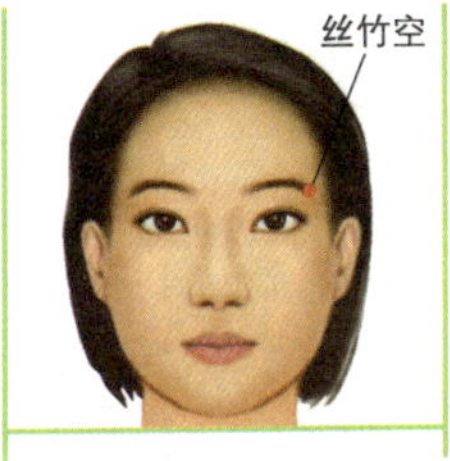

massage.04

按揉瞳子髎穴

【位置】眼角外侧 1 厘米凹陷处。

【按摩方法】被按摩者仰卧，按摩者坐于其头后，双手拇指或食指同时按压瞳子髎穴半分钟后，然后顺、逆时针各按揉 1 分钟。

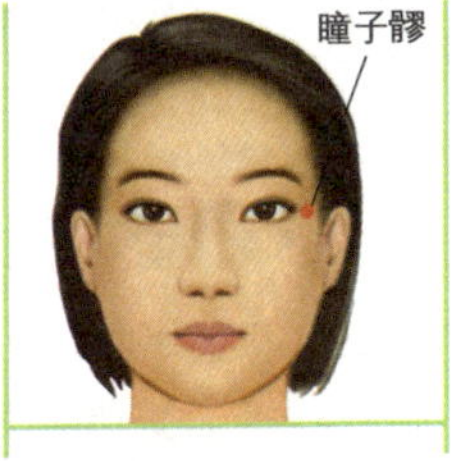

massage.05

按揉四白穴

【位置】双眼平视时，瞳孔正中央下约 2 厘米的凹陷处。

【按摩方法】用双手拇指顺、逆时针各按揉四白穴2分钟,以局部酸胀并向前额发散为佳。

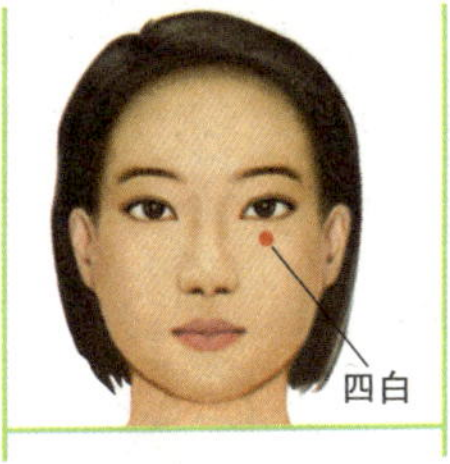

massage.06

揉捏风池穴

【位置】颈后两侧枕骨下方，发际的两边大筋外侧凹陷处。

【按摩方法】按摩者一手扶住被按摩者前额，另一手用拇指和食指分别置于风池穴处，揉捏半分钟。

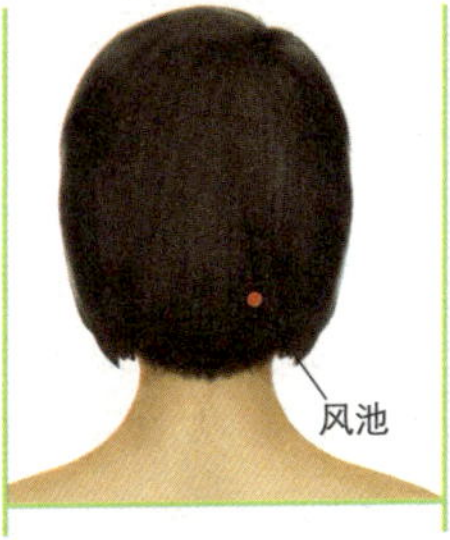

Massage 困倦易疲劳

困倦易疲劳是亚健康状态最常见的症状，随着工作紧张、精神压力增加，长时间疲劳就会影响生活质量。主要症状为少量的运动后就出现疲劳、困倦、睡眠质量不高等。在竞争激烈的社会中，困倦易疲劳几乎成了上班族的通病，按摩以下几个穴位能够有效缓解疲劳。

按摩主穴

massage.01

按压天柱穴

【位置】颈项处，后发际正中旁开的两边大筋外侧凹陷处。

【按摩方法】被按摩者取坐位，按摩者坐于其头后，拇指、食指同时着力，按压天柱穴约 2 分钟，以局部有酸胀感为佳。

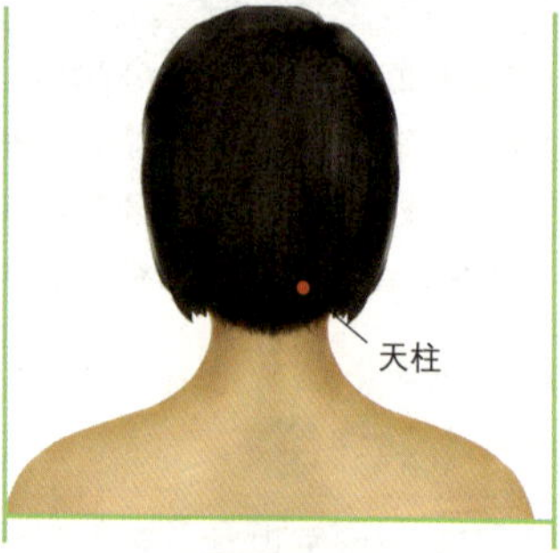

massage.02

揉捏风池穴

【位置】颈后两侧枕骨下方，发际的两边大筋外侧凹陷处。

【按摩方法】被按摩者取坐位，按摩者在被按摩者头后，一手扶住被按摩者前额，另一手用拇指和食指分别置于被按摩者的风池穴处，揉捏半分钟左右，以局部有酸胀感为佳。

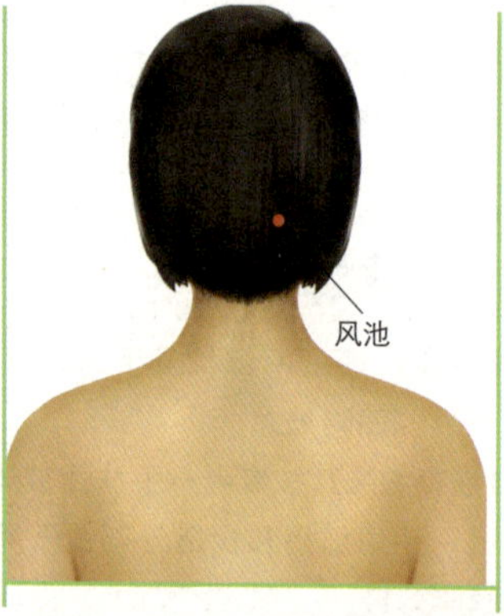

massage.03

按揉肾俞穴

【位置】腰部，第 2 腰椎棘突下左右旁开 2 横指宽处。

【按摩方法】被按摩者俯卧，按摩者用两手大拇指向下按半分钟，然后顺时针方向按揉 2 分钟，逆时针方向按揉 2 分钟，以局部有酸胀感为佳。

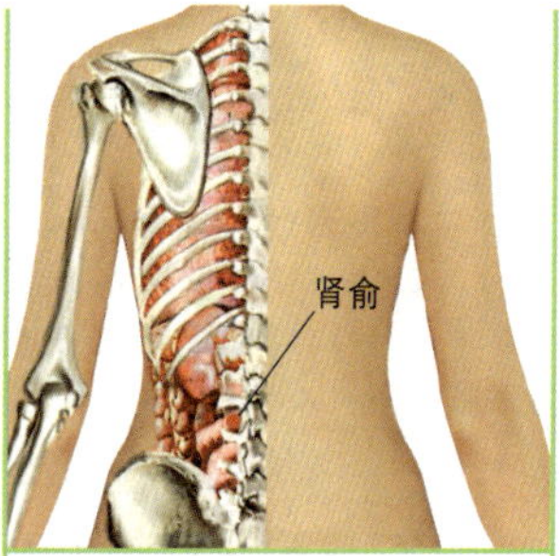

massage.04

按揉足三里穴

【位置】胫骨外侧，在膝盖下方约 4 横指宽处。

【按摩方法】被按摩者平躺或膝盖稍屈曲，按摩者用拇指顺时针方向按揉足三里穴约 2 分钟，然后逆时针方向按揉约 2 分钟，以局部感到酸胀为佳。

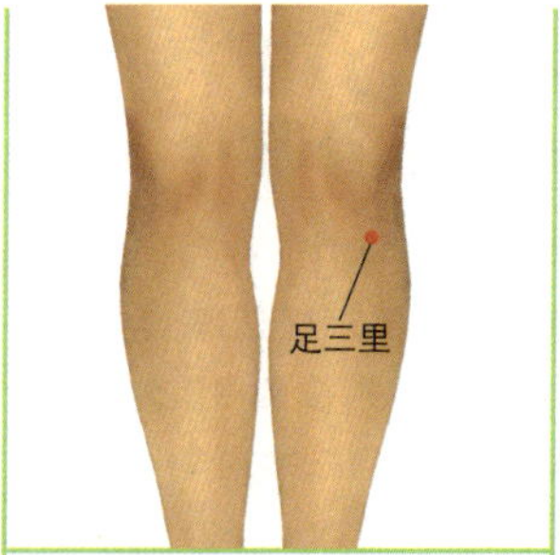

辅助穴位

- 头部：百会、头维
- 腰背部：肩井、命门
- 上肢：劳宫、养老
- 下肢：三阴交、昆仑

小贴士

高丽参、西洋参、花旗参泡茶喝。每天下午一杯参茶，能够很好地缓解全身疲劳哦！

局部按摩

头部：被按摩者正坐，按摩者用拇指和食指指腹揉捏眉头到眉梢，以弹起的方式松手，反复做10次。

颈部：被按摩者正坐，头稍倾斜。按摩者从耳后向锁骨侧用四指按揉，略似画弧形，反复做10次，然后轻轻捏拿颈部两侧肌肉18次。

Massage 食欲减退

食欲是指为了满足人体的正常需要而想要进食的一种本能需求。当这种需求低落甚至消失时，即为食欲减退。食欲减退的原因有多种：一、疲劳或紧张，可能导致暂时性食欲减退；二、过食、过饮、运动量不足、慢性便秘；三、精神因素，想要维持身材苗条，不想吃东西，最终导致食欲减退。

按摩主穴

massage.01

按揉中脘穴

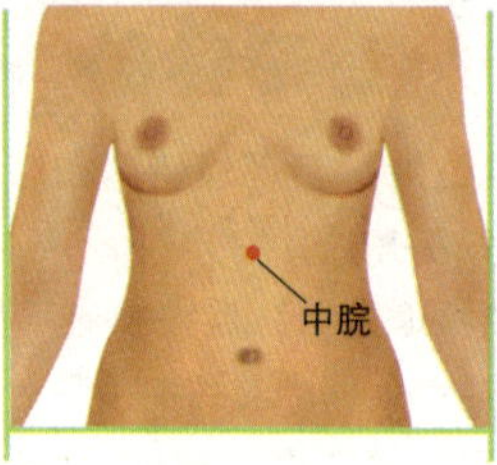

【位置】在胸骨下端和肚脐连接线中点处。

【按摩方法】被按摩者平躺，按摩者用拇指或中指按压中脘穴约半分钟，然后顺时针方向按揉约 2 分钟。

massage.02

点按内关穴

【位置】手臂的内侧中间，腕关节横纹上约 3 横指宽处。

【按摩方法】按摩者左手托住被按摩者前臂，用拇指或食指点按内关穴约 1 分钟，以酸胀感向腕部和手内关发散为佳。

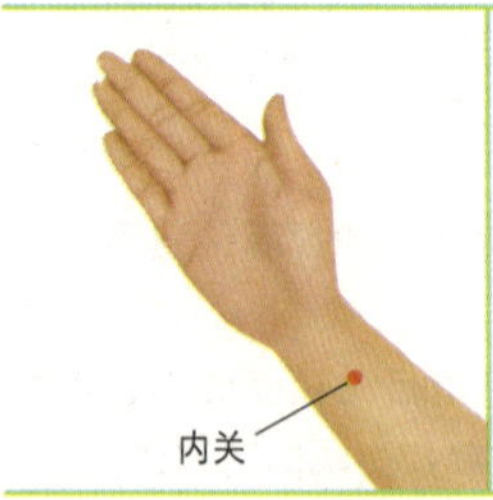

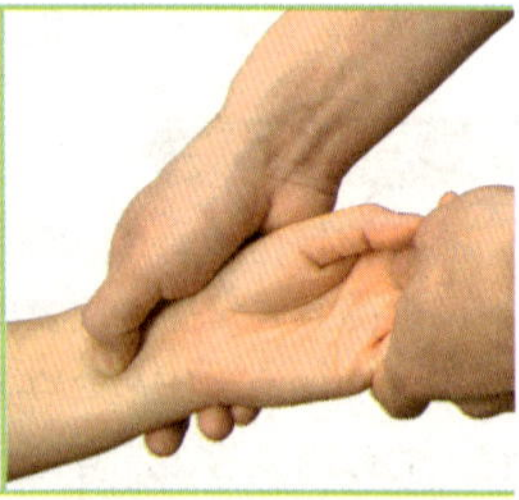

massage.03

按揉足三里穴

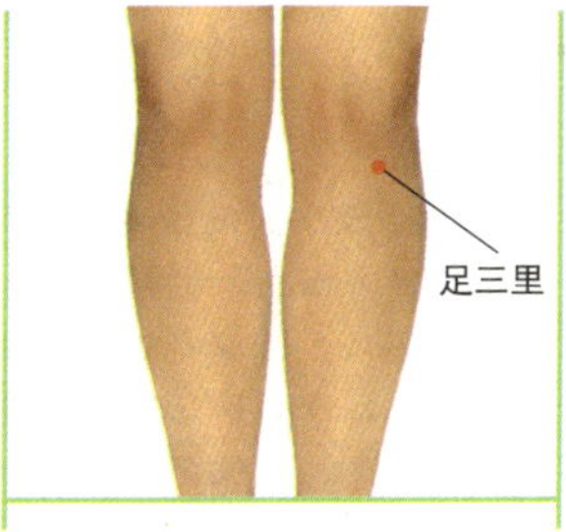

【位置】胫骨外侧，在膝盖下方约4横指宽处。

【按摩方法】被按摩者膝盖稍屈曲，按摩者用拇指顺时针方向按揉足三里穴约2分钟，以局部感到酸胀为佳。

辅助穴位

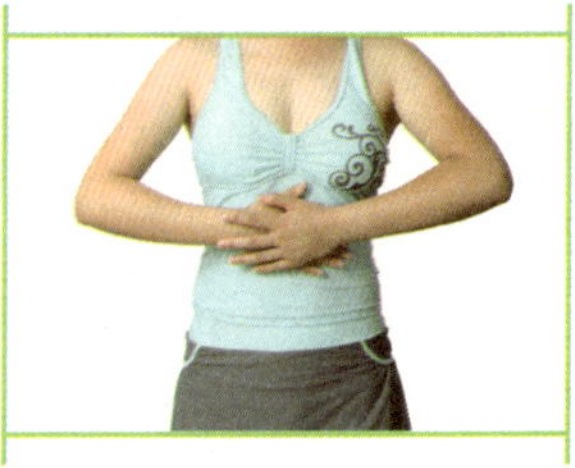

- 腹部：上脘、下脘、梁门、天枢
- 背部：脾俞、胃俞
- 上肢：合谷
- 下肢：梁丘、上巨虚、下巨虚

局部按摩

按揉上腹部：按摩者用手掌根按住上腹部中脘穴处，顺时针揉摩5～10分钟。每天坚持按摩1～2次，坚持一段时间，可改善食欲减退症状。

小贴士

引起食欲下降的原因很多，常见的主要有6大原因：

1. 情绪紧张、过度疲劳：在当今快节奏和竞争激烈的社会中，人们很容易因失眠、焦虑等紧张情绪，导致胃分泌功能失调，引起食欲下降。
2. 劳累：过度的体力劳动或脑力劳动可引起胃壁供血不足，使胃消化功能减弱。
3. 酗酒、吸烟：酒精可直接损伤胃黏膜，严重的还会造成胃和十二指肠穿孔。
4. 饥饱不均：胃经常处于饥饿状态，久之会造成胃黏膜损伤。
5. 暴饮暴食使胃过度扩张：食物停留时间过长，轻则造成黏膜损伤，重则造成胃穿孔。
6. 吃生冷食物：经常吃生冷食物，尤其是睡前吃生冷食物易导致胃寒，出现恶心、呕吐、食欲减退的症状。

Massage

神经衰弱

神经衰弱是指由于精神忧虑、长期繁重的脑力劳动以及睡眠不足等原因引起的精神活动能力减弱，表现为失眠、头昏脑涨、精力不足、萎靡不振、不能用脑、食欲减退、心悸面红、记忆力减退、出汗、胸闷气促、学习工作中注意力不能集中、工作效率显著减退，即使是充分休息也不能消除疲劳感。

按摩主穴

massage.01

按揉安眠穴

【位置】在颈部，耳后高骨的外后缘。

【按摩方法】取仰卧或坐位，按摩者双手中指顺、逆时针各按揉安眠穴约2分钟，以局部有酸胀感为佳。

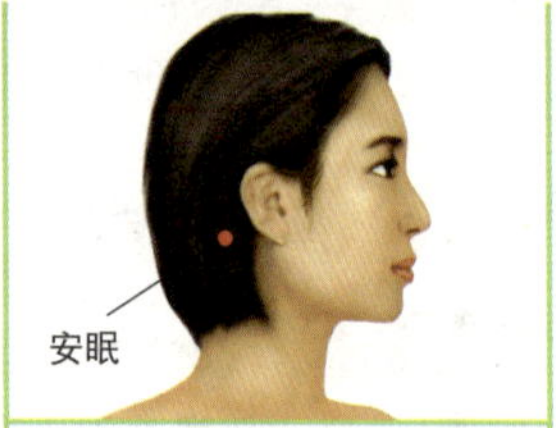

massage.02

按揉心俞穴

【位置】肩胛骨内侧，第5胸椎棘突下旁开2横指宽处。

【按摩方法】被按摩者俯卧，按摩者站于一旁，双手拇指顺时针按揉心俞穴2分钟，然后逆时针按揉2分钟，以局部感觉酸胀、发热为佳。

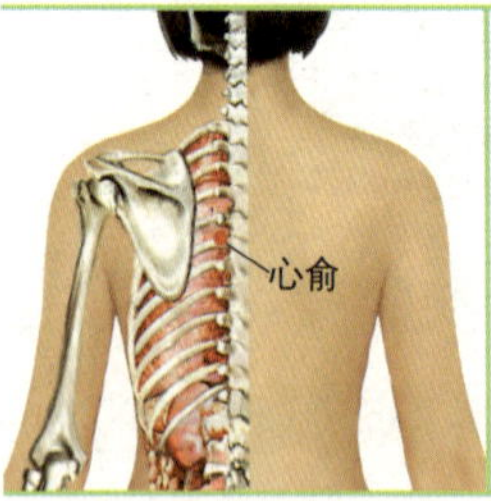

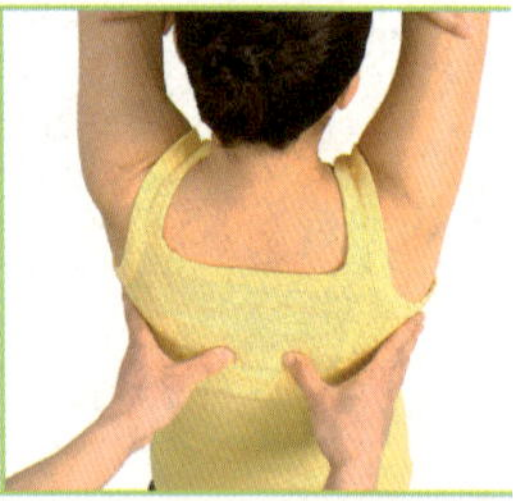

massage.03

点按神门穴

【位置】掌心向上，前臂靠小指侧的腕横纹上。

【按摩方法】被按摩者取坐位，按摩者坐于对面，用左手拇指点按被按摩者右手神门穴约 1 分钟，左右手交替进行，以局部有酸胀感为佳。

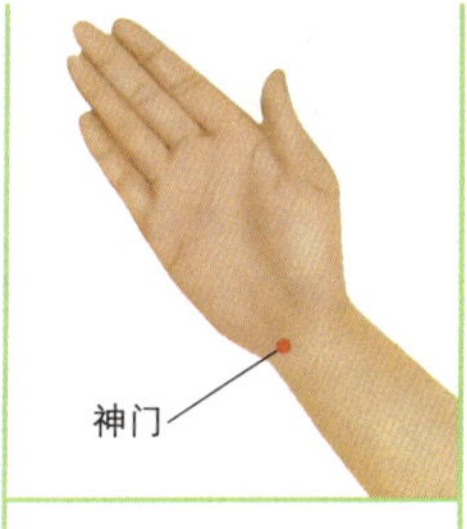

massage.04

点按内关穴

【位置】手臂的内侧中间，腕关节横纹上约 3 横指宽处。

【按摩方法】按摩者在被按摩者一侧，用左手托住其前臂，用拇指点按内关穴 2 分钟，以酸胀感向腕部和手发散为佳。

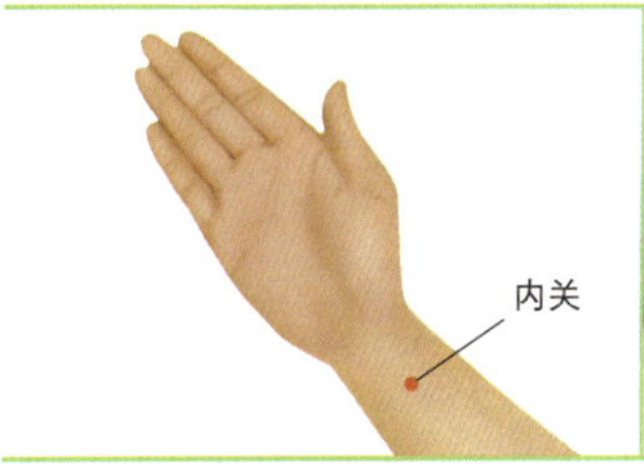

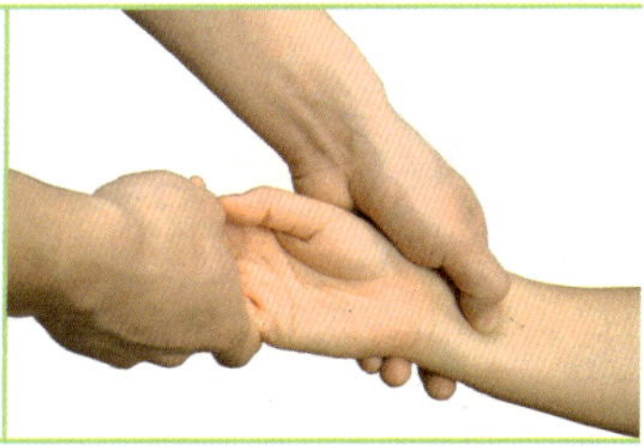

massage.05

按揉三阴交穴

【位置】小腿内侧，内踝尖直上 4 横指，胫骨后侧。

【按摩方法】按摩者用拇指顺时针方向按揉被按摩者三阴交穴约 2 分钟，然后逆时针方向按揉 2 分钟，以局部有酸胀感为佳。

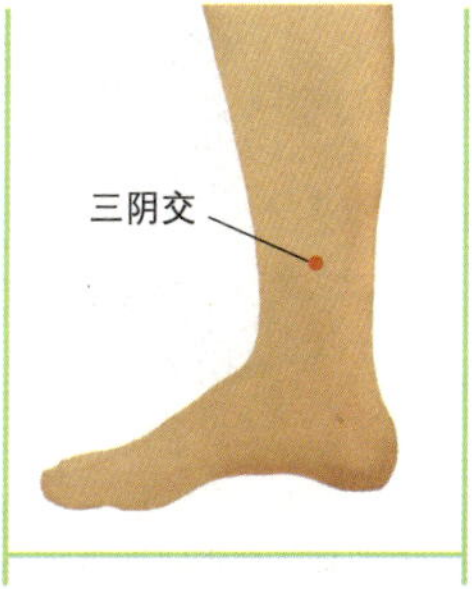

Massage 宿醉、晕车

宿醉是指喝酒过多引起头重头痛、恶心呕吐、食欲不振等症状。晕车是坐车时出现恶心呕吐、头晕等症状。

按摩主穴

massage.01

按揉百会穴

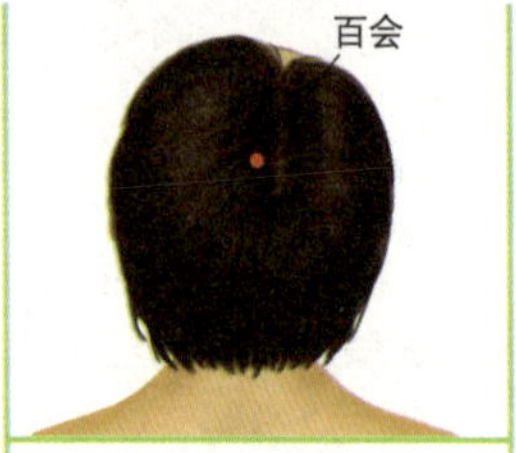

【位置】两耳尖连线与前后正中线交点。

【按摩方法】取坐位，按摩者用拇指按压百会穴半分钟，然后顺、逆时针各按揉 1 分钟，以酸胀感向头部四周发散为佳。

massage.02

按压天柱穴

【位置】颈项处，后发际正中旁开大筋外。

【按摩方法】被按摩者取坐位，按摩者坐于其头后，一手扶头，拇指、食指同时着力，按压两侧天柱穴约 2 分钟，以局部有酸胀感为佳。

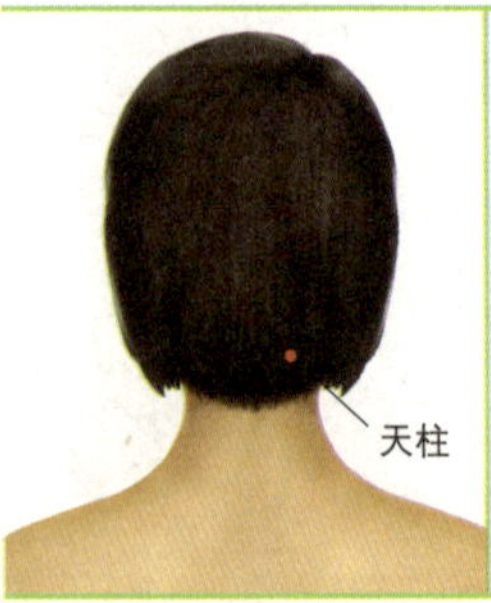

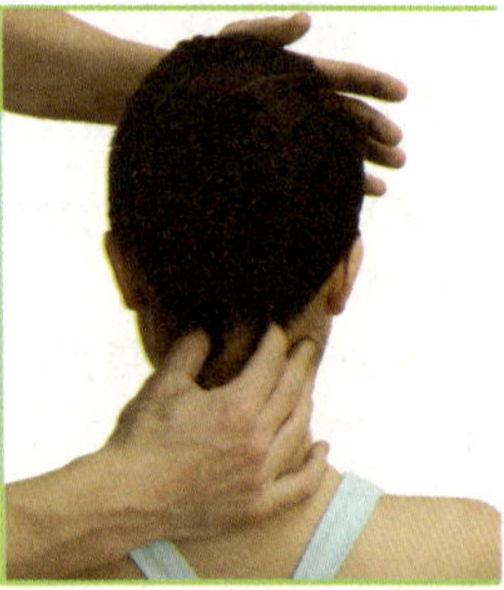

massage.03

按揉头窍阴穴

【位置】头部两侧，耳朵后高骨的后上方。

【按摩方法】被按摩者取坐位，按摩者两手拇指同时按压头窍阴穴半分钟，或一手扶住被按摩者头部一手拇指按压头窍阴穴半分钟，然后顺时针按揉约 2 分钟。

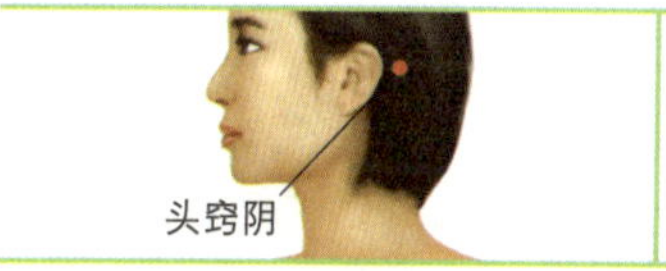

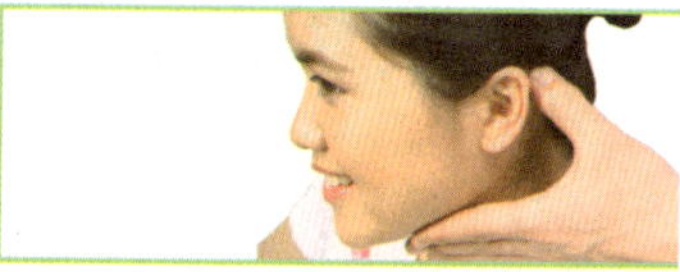

massage.04

揉捏风池穴

【位置】发际的两边大筋外侧凹陷处。

【按摩方法】取坐位，按摩者在被按摩者头后，一手扶住被按摩者前额，另一手用拇指和食指分别置于被按摩者的两侧风池穴处，揉捏半分钟左右，以局部有酸胀感为佳。

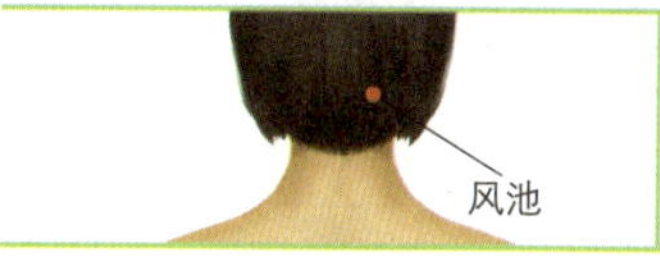

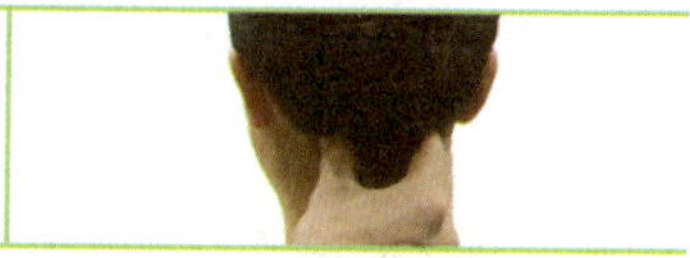

massage.05

按揉期门穴

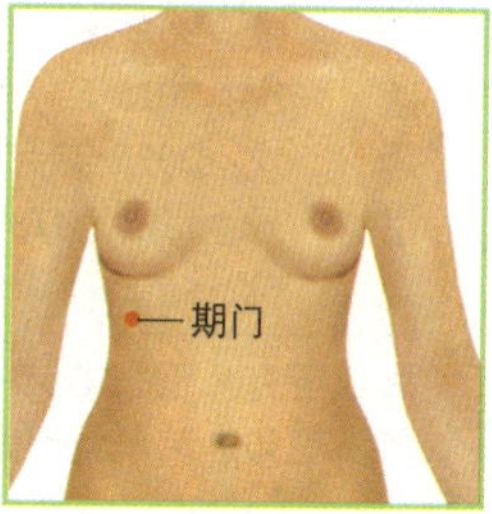

【位置】乳头直下约 3 横指宽处的肋间隙。

【按摩方法】被按摩者仰卧，按摩者用双手拇指点按期门穴约 1 分钟，顺时针方向按揉 1 分钟，然后逆时针方向按揉 1 分钟，以局部感到酸胀为佳。

图书在版编目(CIP)数据

一用就灵 特效穴位按摩祛百病/孙呈祥编著.—太原：山西科学技术出版社，2015.5（2025.2重印）

(国医养生堂)

ISBN 978-7-5377-5085-1

Ⅰ.①一… Ⅱ.①孙… Ⅲ.①穴位按压疗法 Ⅳ.①R24

中国版本图书馆CIP数据核字（2015）第071171号

国医养生堂 一用就灵 特效穴位按摩祛百病

出 版 人：阎文凯　　文图编辑：冷寒风
编　　著：孙呈祥　　装帧设计：阮剑锋
责任编辑：郝志岗　　美术编辑：吴金周

出版发行：山西出版传媒集团 · 山西科学技术出版社
地址：太原市建设南路21号　邮编：030012
编辑部电话：0351-4922072
发行电话：0351-4922121
经　　销：各地新华书店
印　　刷：文畅阁印刷有限公司

开　　本：889毫米×1194毫米　1/32
印　　张：3
字　　数：80千字
版　　次：2015年5月第1版
印　　次：2025年2月第2次印刷
书　　号：ISBN 978-7-5377-5085-1
定　　价：12.00元